Georg Bollig

Palliative Care
für alte und demente Menschen
lernen und lehren

Ethik in der Praxis/Practical Ethics

Studien/Studies

herausgegeben von

Hans-Martin Sass

(Ruhr-Universität Bochum, Georgetown University Washington)

Schriftleitung: Arnd T. May

Band 35

LIT

Georg Bollig

Palliative Care für alte und demente Menschen lernen und lehren

LIT

Umschlagbild: Erwin J. Löhr

∞

Gedruckt auf alterungsbeständigem Werkdruckpapier entsprechend
ANSI Z3948 DIN ISO 9706

Bibliografische Information der Deutschen Nationalbibliothek
Die Deutsche Nationalbibliothek verzeichnet diese Publikation in der Deutschen Nationalbibliografie; detaillierte bibliografische Daten sind im Internet über http://dnb.d-nb.de abrufbar.

ISBN 978-3-643-90058-6

Dufourstr. 31
CH-8008 Zürich
Tel. +41 (0) 44-251 75 05
Fax +41 (0) 44-251 75 06
e-Mail: zuerich@lit-verlag.ch
http://www.lit-verlag.ch

LIT VERLAG Dr. W. Hopf
Berlin 2010
Verlagskontakt:
Fresnostr. 2
D-48159 Münster
Tel. +49 (0) 2 51-620 320
Fax +49 (0) 2 51-922 60 99
e-Mail: lit@lit-verlag.de
http://www.lit-verlag.de

Auslieferung:
Deutschland: LIT Verlag Fresnostr. 2, D-48159 Münster
Tel. +49 (0) 2 51-620 32 22, Fax +49 (0) 2 51-922 60 99, e-Mail: vertrieb@lit-verlag.de

Österreich: Medienlogistik Pichler-ÖBZ, e-Mail: mlo@medien-logistik.at

Schweiz: B + M Buch- und Medienvertrieb, e-Mail: order@buch-medien.ch

ETHIK IN DER PRAXIS / PRACTICAL ETHICS
STUDIEN - KONTROVERSEN - MATERIALIEN

Die Reihe ETHIK IN DER PRAXIS / PRACTICAL ETHICS setzt sich in interdisziplinären *Studien*, in kontroversen *Diskursen* und in der Bereitstellung von *Materialien* mit der Analyse und Validierung ethischer Prinzipien und Tugenden und ihrer Integration in die Handlungs- und Verantwortungszusammenhänge des beruflichen Alltags auseinander. Die methodischen und inhaltlichen Aspekte der Abschätzung von Wertfolgen und von Technologiefolgen sind zunehmend Gegenstand gesellschaftlicher Auseinandersetzungen und akademischer Analysen, nachfolgend auch der politischen und verordnenden Steuerung im nationalen und transnationalen Rahmen. Insbesondere Forschung und Praxis der sich im globalen Maßstab rasant entwickelnden Technologie und Kommunikation, Genetik und Biomedizin werden nicht nur in der Bundesrepublik Deutschland, sondern auch international Gegenstand ethischer, interkultureller und interdisziplinärer Güterabschätzung. Diese unverzichtbaren ethischen und kulturellen Abwägungen dürfen nicht allein in den Innenräumen akademischer Diskurse geführt werden. Im Gegenteil, Fragen der Technik- und Wertfolgenabschätzung gehören legitim in den öffentlichen Diskurs einer offenen Gesellschaft mündiger Bürgerinnen und Bürger und eines breiten und reichen Spektrums von Wert- und Weltbildern. Es ist eine Bringschuld akademischer Analysen und Auseinandersetzungen Materialien, Themen, Fragestellungen und Problemvernetzungen zu entwickeln und aufzubereiten für den Bürgerdiskurs und für die individuelle Auseinandersetzung mit den Möglichkeiten und Grenzen der modernen Technik.

Einen besonderen Schwerpunkt von ETHIK IN DER PRAXIS / PRACTICAL ETHICS bilden die ethischen und kulturellen Auseinandersetzungen um Akzeptanz und Risiken der modernen biomedizinischen Forschung und Entwicklung in der Humanmedizin: Genetische Prädiktion und Prävention, Pharmakogenetik und Gentherapie, Patientenaufklärung, Patientenmündigkeit und -verantwortung, Ethik im Krankenhaus und Seniorenheim, Gerechtigkeit im Gesundheitswesen, Medizinische Betreuungsverfügung und stellvertretende Entscheidung in Gesundheitsangelegenheiten, Umwelt und Gesundheit, neue ethische Herausforderungen am Anfang und Ende des menschlichen Lebens, Ethik in der Psychiatrie und psychiatrischen Forschung, klinische und andere Entscheidungen stellvertretend für Mitmenschen, die aus welchen Gründen auch immer selbst nicht zu Entscheidungen oder Zustimmungen fähig sind.

Der Umgang mit Alter, Demenz und vor allem mit körperlichen und seelischen Schmerzen und mit anderen leidvollen Beschwerden des Alters gehören immer noch zu den Tabuthemen der Gesellschaft und sind voller komplexer menschlicher, ethischer, medizinischer und rechtlicher Herausforderungen. Die Arbeit von Bollig beschreibt diese Herausforderungen und gibt einen internationalen Überblick über unterschiedliche Ansätze und deren Zielgruppen. Die Besonderheiten der Schmerzbehandlung bei alten und dementen Mitbürgern werden detailliert aufgrund der internationalen Diskussion und eigener Studien und Überlegungen vorgestellt.

Insbesondere aber werden Vorschläge für verbesserte und flächendeckende Ausbildungsmodelle vorgestellt. Lehren und lernen ist das Thema von Bollig. Das vorgestellte Stufenmodel für Betreuende, Pflegende und deren Ausbilder ist detailliert und eignet sich wegen seiner Konkretheit für die unmittelbare Umsetzung und Einführung. Es ist ihm voll und ganz zuzustimmen, wenn er in seiner Zusammenfassung schreibt: ‚Implementierung von Palliative Care in Organisationen und Institutionen kann nur durch eine Kombination von Qualifizierung möglichst aller MitarbeiterInnen, Unterstützung durch die Leitung und Veränderung der Organisationskultur erreicht werden.'

Besonders bemerkenswert und diskussionswürdig ist Bolligs Vorschlag von ‚Letzte Hilfe' Kursen für die allgemeine Bevölkerung nach dem Vorbild der verbreiteten und gut eingeführten ‚Erste Hilfe' Kurse. Solche Letzte Hilfe Kurse wären zusätzlich geeignet, die individuelle und öffentliche Einstellung zu Demenz, und zu Schmerzen und Beschwerden im Alter aus dem Dunkel der Institutionen und Familien in den öffentlichen Diskurs und das öffentliche Bewusstsein zu bringen und damit im Interesse dementer und leidender älterer Mitmenschen und auch von uns selbst zu einem Umdenken und einer neuen Einstellungskultur und Pflegekultur beizutragen.

Diese Monographie wendet sich daher nicht nur an Praktiker in der Altenpflege und an deren Ausbilder und Berater, sondern auch an Multiplikatoren in der Politik, den Medien und den Organisationen, die meinungsbildend und praktisch im Umgang mit alten und dementen Mitmenschen Verantwortung tragen. Der ausführliche Dokumentationsteil in Anhang ist sowohl für das Lehren und Lernen wie auch für diesen weiterführenden Diskurs hilfreich und unentbehrlich.

Washington DC und Bochum, im August 2010

Hans-Martin Sass

Glossar und Abkürzungsverzeichnis

EAPC = European Association for Palliative Care

ECTS = European Credit Transfer and Accumulation System

ERC = European Resuscitation Council

IAHPC = International Association for Hospice & Palliative Care

IFF = IFF-Fakultät für Interdisziplinäre Forschung und Fortbildung

Interdisziplinär = (lateinisch) zwischen Disziplinen bestehend, mehrere Disziplinen betreffend[1]

Interdisziplinarität = Zusammenspiel der Disziplinien[2]

Interprofessionalität = Zusammenspiel der verschiedenen Berufsgruppen und der freiwillig Helfenden[3]

Inhouse-Schulung = Schulung oder Seminar in der eigenen Einrichtung

PC = Palliative Care

Profession = Beruf, Gewerbe

SGPMPB = Schweizerische Gesellschaft für Palliative Medizin, Pflege und Begleitung

UE = Unterrichtseinheit

WHO = Weltgesundheitsorganisation

WPCA= Worldwide Palliative Care Alliance

---

[1] nach Duden 1996
[2] nach Heller und Knipping 2006
[3] nach Heller und Knipping 2006

Für Kirsten, Peer und Nils

Danksagung

Herrn Professor Andreas Heller danke ich für die Betreuung meiner Arbeit an der Master Thesis zur Erlangung des akademischen Grades Master of Advanced Studies "Palliative Care" / MAS an der Alpen-Adria Universität Klagenfurt, IFF-Fakultät für Interdisziplinäre Forschung und Fortbildung, Abteilung Palliative Care und OrganisationsEthik / Wien. Seine anregenden und konstruktiven Kommentare waren mir eine große Hilfe. Das vorliegende Buch basiert auf meiner Master Thesis.

Von ganzem Herzen möchte ich meiner Familie danken für die Hilfe, Geduld und das Aushalten der mit meinem Mastergrads-Studium in Palliative Care verbundenen Abwesenheiten und Unannehmlichkeiten. Ohne die Unterstützung und das Verständnis meiner Familie wäre dieses Unterfangen unmöglich gewesen. Danken möchte ich auch meinen Schwiegereltern Barbara und Wilfried Krüger, die unsere Familie oft tatkräftig, auch vor Ort in Bergen, unterstützt haben.

Weiterhin danke ich dem Bergen Roten Kreuz Pflegeheim (Bergen Røde Kors Sykehjem), Bettina und Stein Husebø, dem norwegischen Hauptverband des Handels- und Servicegewerbes (Handels- og Servicenæringens Hovedorganisasjon), der norwegischen medizinischen Gesellschaft (Den norske lægeforening), dem norwegischen Bildungsministerium und Erwachsenenbildungs-Verband (Kunnskapsdepartmentet og Voksenopplæringsforbundet) für finanzielle, ideelle und sonstige Unterstützung bei der Absolvierung des Mastergrads-Studiums in Wien.

Danke auch an alle meine MitstudentInnen des Internationalen Universitätslehrganges Palliative Care/ MAS für die vielen interessanten und lehrreichen Diskussionen im Rahmen des Studiums und bei privaten Treffen. Neben den Lehrinhalten aus dem Studium habe ich enorm viel aus diesen interprofessionellen und internationalen Gesprächen und Diskussionen gelernt.

Inhaltsverzeichnis

„Du zählst, weil Du du bist, Und du wirst bis zum letzten Augenblick deines Lebens eine Bedeutung haben“. (Cicely Saunders[4])

1. Einleitung und Fragestellung

Der norwegische Politiker Lars Sponheim meint, dass das Angebot für sterbende Menschen im Krankenhaus oftmals zu schlecht ist und hat vorgeschlagen, Sterbende nach Hause oder ins Pflegeheim zu schicken. Hintergrund dafür ist die laufende Debatte über die Kosten des hochspezialisierten norwegischen Gesundheitswesens. Ein Tag im Krankenhaus kostet in Norwegen ca. das dreifache eines Tages im Pflegeheim. Im Jahre 1997 kamen 15% der im Krankenhaus verstorbenen PatientInnen aus dem Pflegeheim, deren Anteil stieg 2007 auf 21%. Grund hierfür sei der Mangel an qualifiziertem pflegerischem und ärztlichem Personal zur Versorgung Sterbender im Pflegeheim.[5]

Pflegeheime sind gut geeignet zur Versorgung sterbender PatientInnen, wenn diese Heime über ausreichende Ressourcen und Kompetenz in Palliative Care verfügen (Husebø und Husebø 2005). In Norwegen sterben 40% der Menschen im Pflegeheim. Dieser Anteil ist höher als in anderen europäischen Ländern. Als erklärtes Ziel für norwegische Pflegeheime sehen Husebø und Husebø die Verfügbarkeit palliativer Behandlung und Vermeidung von unnotwendigen Krankenhauseinweisungen an. Dazu bedarf es sowohl der Vermittlung von Wissen um Palliative Care für alle MitarbeiterInnen als auch fest angestellte PflegeheimärztInnen.

Cicely Saunders habe sich primär für die Versorgung von Tumorpatienten eingesetzt, da ihr das Problem der Versorgung der alten Menschen zu groß gewesen sei (Sandgathe Husebø 2000). Die Weltgesundheitsorganisation (WHO) sieht das Altern der Bevölkerung und dessen Folgen als eine der wichtigsten Herausforderungen für das öffentliche Gesundheitswesen des 21. Jahrhunderts an (World Health Organisation 2004a). Die Versorgung von Menschen mit chronischen Erkrankungen verdiene mehr Aufmerksamkeit. Die Verbesserung von Palliative Care ist erklärtes Ziel der Weltgesundheitsorganisation (WHO). Sie weist auf die steigende Anzahl alter Menschen und deren Bedarf für Palliative Care hin und warnt gleichzeitig vor der Möglichkeit eines Anstiegs von Krankenhauseinweisungen wegen Mangel an Personal und Kompetenz in Pallia-

[4] www.zitate-online.de/autor/saunders-cicely (25.07.2008)

[5] aus der norwegischen Tageszeitung Dagsavisen vom 09.06.2008

tive Care in Pflegeheimen (World Health Organisation 2004b). Es braucht palliativmedizinische Expertise in Pflegeheimen.[6]

Die dieser Arbeit zugrundeliegende Problemstellung ist das Lernen und Lehren von Palliative Care für alte und demente Menschen. Es fehlt an Palliative Care für alte und demente Menschen, speziell in der stationären und ambulanten Altenhilfe. Dies betrifft sowohl organisatorische Aspekte wie Verteilung von Ressourcen, d.h. eine zu geringe Anzahl von Pflegepersonal und ÄrztInnen, als auch fehlendes Wissen der MitarbeiterInnen in Bezug auf Palliative Care. Dabei geht der Mangel an Wissen und palliativer Haltung in der Altenhilfe oft Hand in Hand. Das größte Problem in der Altenhilfe ist meiner Meinung nach jedoch die fehlende flächendeckende Versorgung mit Palliative Care. Viele Autoren befürworten die Implementierung von Palliative Care als Möglichkeit der Verbesserung der Versorgung von alten Menschen in Pflegeheimen (Kojer 2003, Pleschberger 2005, Husebø und Husebø 2005, Schaffer 2007).

Unbeantwortet ist bislang allerdings die Frage, wie eine ausreichende Versorgung mit Palliative Care im Pflegeheim zu definieren ist. Reichen ein bis zwei Pflegekräfte mit einer 160-stündigen Ausbildung aus, um ein Pflegeheim in ein Zentrum für Palliative Care zu verwandeln, oder bedarf es eher einer gemeinsamen Haltung und eines Mindestwissens an Palliative Care für ALLE MitarbeiterInnen? Ein wichtiger Baustein ist die Qualifizierung des Personals. Hierzu hat Cicely Saunders folgendes angemerkt:

> „Palliative care begins from the understanding that every patient has his or her own story, relationships and culture, and is worthy of respect as a unique individual...**This requires** both a social and a political impetus, entailing changes in attitudes and **widespread education of all professionals involved** with patients who have a life-threatening illness." (World Health Organisation 2004a, S. 7)[7]

Das Recht auf Palliative Care und Schmerztherapie sollte als grundlegendes Menscherecht anerkannt werden. Dies ist die gemeinsame Forderung der International Association for Hospice & Palliative Care (IAHPC), der Worldwide Palliative Care Alliance (WPCA), der European Association for Palliative Care (EAPC) und anderen internationalen Organisationen.[8]

---

[6] Heller, A. (2008): Palliativversorgung im Alter bei chronischen Erkrankungen. Vortrag auf dem 11. Hildegard Burjan-Symposium: Hospizkultur und Mäeutik - offen sein für Leben und Sterben. Wien, 27.05.2008

[7] Hervorhebung durch Georg Bollig

[8] www.hospicecare.com/resources/pain_pallcare_hr/ (15.08.2008)

Durch meine tägliche Arbeit als Pflegeheimarzt, durch Vortragstätigkeit in anderen Institutionen und Gespräche mit Pflegenden und ÄrztInnen wurde ich auf den großen Bedarf an Aus- und Fortbildung in Palliative Care in der Altenhilfe aufmerksam.

Eine erste Durchsicht der vorhandenen Literatur hat das Fehlen von speziellen Ausbildungskonzepten in Palliative Care für alte und demente Menschen aufgezeigt. Eine Literatursuche wurde u.a. in den Datenbanken Pubmed, CINAHL, durchgeführt. Ein Vergleich mit der Ausbildung in Erster Hilfe und Notfallmedizin erscheint mir sinnvoll, da es hier bereits sehr erfolgreich gelungen ist, Fachpersonal und Laien auf ein gemeinsames Ziel hin gerichtet auszubilden.

Das Ziel dieser Arbeit ist, den Bedarf und die Besonderheiten von Palliative Care für alte und demente Menschen zu beleuchten und den aktuellen Stand des Lernens und Lehrens von Palliative Care für alte und demente Menschen in den Blick zu nehmen. Darauf aufbauend sollen Perspektiven für die Aus- und Fortbildung in der Zukunft aufgezeigt werden.

FRAGESTELLUNG:

1. Wie hoch ist der Bedarf an Palliative Care für alte und demente Menschen, was ist daran besonders und wie kann Palliative Care in die Altenhilfe integriert werden?

2. Werden in den bereits existierenden Konzepten und Curricula zur Aus- und Weiterbildung in Palliative Care die Belange alter und dementer Menschen in ausreichendem Maße berücksichtigt?

3. Welche Voraussetzungen und Bedingungen braucht Lernen in Palliative Care?

4. Welche Perspektiven ergeben sich daraus für die Aus- und Weiterbildung in „Palliative Care für alte und demente Menschen“ in der Zukunft?

2. Bedarf und Besonderheiten von Palliative Care für alte und demente Menschen

Die Weltgesundheitsorganisation (WHO) definiert Palliative Care wie folgt:[9]

> „Palliative care is an approach that improves the quality of life of patients and their families facing the problems associated with life-threatening illness, through the prevention and relief of suffering by means of early identification and impeccable assessment and treatment of pain and other problems, physical, psychosocial and spiritual. Palliative care:
>
> - provides relief from pain and other distressing symptoms;
> - affirms life and regards dying as a normal process;
> - intends neither to hasten or postpone death;
> - integrates the psychological and spiritual aspects of patient care;
> - offers a support system to help patients live as actively as possible until death;
> - offers a support system to help the family cope during the patients illness and in their own bereavement;
> - uses a team approach to address the needs of patients and their families, including bereavement counselling, if indicated;
> - will enhance quality of life, and may also positively influence the course of illness;
> - is applicable early in the course of illness, in conjunction with other therapies that are intended to prolong life, such as chemotherapy or radiation therapy, and includes those investigations needed to better understand and manage distressing clinical complications."

Die Definition der WHO wurde im englischen Original zitiert, weil es im deutschen Sprachraum verschiedene Übersetzungen und Auslegungen des Begriffes Palliative Care gibt. Es gibt kein einheitliches oder eindeutiges Verständnis von Palliative Care (Steffen-Bürgi 2006). Teilweise wird Palliative Care, meiner Auffassung nach fälschlicherweise, mit Palliativmedizin gleichgesetzt. In dieser Arbeit wird der meiner Ansicht nach umfassendere und alle beteiligten Berufsgruppen inkludierende Begriff Palliative Care ohne deutsche Übersetzung verwendet.

---

[9]World Health Organisation: WHO definition of Palliative Care. www.who.int/cancer/palliative/definitionen (06.03.2008)

Die grundlegenden Prinzipien von Palliative Care sind (nach Heller 2007):

- Radikale Betroffenenorientierung
- Interdisziplinarität
- Interprofessionalität
- Interorganisationalität
- Interreligiösität
- Interkompetenzen

Das Hauptziel von Palliative Care ist bestmögliche Lebensqualität für Patient und Familie.

> „The objective of palliative care is to attain the highest possible quality of life for both patients and their families, with patients being approached as equal and responsible partners." (Adriansen und Frederiks 2002, S. 281)

Die Anzahl alter, chronisch kranker und dementer Menschen steigt stetig an. Weltweit gab es 2005 bereits ca. 24 Millionen an Demenz erkrankte Menschen, und Experten rechnen mit einem Anstieg auf ca. 81 Millionen an Demenz Erkrankter im Jahr 2040 (Ferri et al. 2005). Das Palliative Care Konzept muss daher dringend erweitert werden, um auch dieser Gruppe gerecht zu werden.

Insbesondere sollte es ein breiteres Angebot an Palliative Care für chronisch Kranke geben und eine Integration von Palliative Care in alle Bereiche des Gesundheitswesens angestrebt werden. Palliative Care muss als integraler Kernbereich des öffentlichen Gesundheitswesen angesehen werden (vgl. Cairns und Yates 2003) und nicht als zusätzliches Extraangebot für einige Privilegierte. Das bedeutet: Palliative Care sollte für alle Menschen überall verfügbar sein, unabhängig von Alter, Wohnort oder sozialem Stand. Viele Bedürfnisse alter Menschen werden derzeit nur ungenügend oder gar nicht befriedigt. Dies gilt auch für Europa, die U.S.A. und andere hochentwickelte Industrienationen.

Besondere Problembereiche sind (World Health Organisation 2004b):

- Ungenügende Erkennung und Behandlung von Schmerzen
- Mangel an Information und Beteiligung bei der Entscheidungsfindung
- Mangel an häuslicher Versorgung
- Mangelnder Zugang zu Spezialisten des Gesundheitswesens
- Mangel an Palliative Care in Alten- und Pflegeheimen

In vielen Ländern spielen Pflegeheime eine immer größer werdende Rolle in der Versorgung alter Menschen am Lebensende (World Health Organisation 2004b). Aktuelle Zahlen aus England zeigen einen drastischen Rückgang des Anteils zu Hause sterbender Menschen. Hält die Entwicklung der letzten Jahre an, so rechnet man damit, dass im Jahre 2030 nur noch einer von 10 Menschen zu Hause sterben wird (Gomes und Higginson 2008). Das bedeutet, dass man mehr Institutionsplätze für Sterbende benötigt und dass die palliative Versorgung am Lebensende zu Hause, in Krankenhäusern, in Pflegeheimen und in Hospizen dringend gestärkt und verbessert werden muss.

Die zunehmende Verlagerung des Sterbens in Alten- und Pflegeheime ist Ausdruck der Medikalisierung des Sterbens und steht in deutlichem Kontrast zur Annahme der Natürlichkeit des Sterbens an sich (McCue 1995). Diesem in allen industriell hochentwickelten Ländern eindeutigen Trend einer Institutionalisierung des Sterbens und der Versorgung alter Menschen versucht man in Deutschland entgegenzuwirken. Dem Grundsatz „ambulant vor stationär“ folgend, sollen alte und sterbende Menschen in Deutschland längstmöglich zu Hause betreut werden. Es besteht daher dringender Bedarf für Palliative Care für alte und demente Menschen in allen Bereichen, besonders aber in der stationären und ambulanten Altenhilfe.

2.1 Wann brauchen alte und demente Menschen Palliative Care?

Viele alte Menschen brauchen Palliative Care. Palliative Care beinhaltet auch die Berücksichtigung psychosozialer und spiritueller Bedürfnisse und ist daher wesentlich mehr als nur medizinische Behandlung (vgl. obige WHO-Definition von Palliative Care). Lindern und Trost spenden sind wichtige Teilbereiche von Palliative Care. Legt man dies im weitesten Sinne zugrunde, bedürfen viele, wenn nicht gar alle kranken Menschen irgendwann im Laufe ihres Lebens Palliative Care. Dies unterstreicht die Notwendigkeit, Palliative Care als Basis und grundlegenden Bestandteil jeglicher medizinischer Versorgung zu betrachten (s.o.). Deshalb sollten alle im Gesundheitswesen tätigen MitarbeiterInnen Grundkenntnisse in Palliative Care haben. Aufgrund der steigenden Anzahl von alten und dementen Menschen gilt es, auch die Besonderheiten dieser PatientInnengruppe zu (er)kennen und zu berücksichtigen.

Das Begleiten von Schwerkranken und Sterbenden ist eine uralte und zentrale ärztliche Aufgabe. Ist eine Heilung nicht mehr möglich, sind begleiten und lindern die im Mittelpunkt stehenden Aufgaben.

Schon zu Zeiten des Hippokrates galten lindern und trösten als wichtige ärztliche Aufgaben. Von ihm soll folgender Wortlaut stammen[10]:

„Niemals schaden,
ab und zu heilen,
oftmals lindern,
immer trösten."

Die Idee einer ganzheitlichen Versorgung alter Menschen im Sinne von Palliative Care ist also nicht erst mit der Hospizbewegung entstanden oder von Cicely Saunders erfunden worden, sondern findet sich u.a. bereits in dem von Nikolaus von Kues gestifteten St. Nikolaus-Hospital in Bernkastel-Kues, welches seit 1465 bis in die heutige Zeit als Altenheim die BewohnerInnen medizinisch, pflegerisch und spirituell versorgt und betreut (Neusius 2001).

Die meisten PflegeheimbewohnerInnen brauchen palliative Behandlung im Laufe ihres Aufenthalts im Pflegeheim. Schmerzen, Atemnot, Angst, Unruhe und Verwirrtheit sind typische Beschwerden am Lebensende. Mehr als 80% der PatientInnen im Bergen Roten Kreuz Pflegeheim erhielten in den letzten 24 Stunden ihres Lebens u.a. Morfin zur Linderung belastender Symptome wie Schmerzen oder Atemnot (Sandgathe Husebø 2000).

Leider wird der Bedarf an palliativer Versorgung dementer Patienten im Alten- und Pflegeheim oft nicht wahrgenommen, und für die meisten PatientInnen solcher Einrichtungen steht Palliative Care nicht zur Verfügung (Mitchell et al. 2004). Ein Nebeneinander oder Miteinander von kurativen und palliativen Maßnahmen sollte dabei nicht ausgeschlossen werden. Kojer und Pirker (2003, S.35-36) schreiben hierzu: „Kurative Behandlung wenn möglich"..."Rehabilitation so weit wie möglich"..."Palliative Behandlung auf jeden Fall". Dies unterstreicht den Anspruch, Palliative Care als Kernbereich und Basis jeglicher medizinischer Versorgung, auch für alte und demente Menschen, anzusehen.

Dass geriatrische PatientInnen in Pflegeheimen palliative Versorgung erhalten sollten, wird erst seit wenigen Jahren thematisiert und diskutiert. Es existieren hierzu zwei unterschiedliche Sichtweisen. Die eine sieht alte Menschen als PalliativpatientInnen nur in der Sterbephase, während für die andere alle alten multimorbiden PatientInnen PalliativpatientInnen sind, wenn deren Erkrankungen nicht kurativ behandelbare Schmerzen oder andere quälende Beschwerden hervorrufen (Kojer 2007). Eine Indikation für Palliative Care sollte die Notwen-

[10] nach Hippokrates, aus: Håndbok i lindrende behandling, Kompetansesenteret for lindrende behandling i Nord, www.unn.no/category11934.html (11.07.2007), Übersetzung: Georg Bollig

digkeit der Linderung von belastenden Symptomen und Problemen sein und nicht auf bestimmte Diagnosen beschränkt werden (World Health Organisation 2004a). In einer Stellungnahme der Deutschen Gesellschaft für Palliativmedizin (2007)[11] zur besseren palliativen Versorgung von dementiell Erkrankten heißt es hierzu:

> „Die Bereitstellung, Vernetzung und Qualitätssicherung der allgemeinen und spezialisierten Palliativversorgung von dementiell Erkrankten müssen finanziert und gesichert werden. **Eine entsprechende Ausbildung und Weiterbildung der Fachkräfte ist zu gewährleisten.** Forschungsvorhaben sind zu fördern."

In der Richtlinie zur Verordnung von spezialisierter ambulanter Palliativversorgung (SAPV) in Deutschland soll nach Einschätzung der behandelnden ÄrztInnen „...die Lebenserwartung auf Tage, Wochen oder Monate gesunken..." sein.[12] Da die Lebenserwartung bei alten und dementen Menschen jedoch nur schwer und mit erheblichen Unsicherheiten vorausgesagt werden kann, könnte dies zu Schwierigkeiten bei der Inanspruchnahme von spezialisierter ambulanter Palliativversorgung und folglich einer Unterversorgung von alten und dementen Menschen führen.

Die Kostenträger wünschen sich eindeutige Einschlusskriterien, wann eine palliative Versorgung notwendig und daher für Leistungserbringer wie Pflegende und ÄrztInnen abrechenbar ist. Bisher gibt es keine einfachen Kriterien, wann eine PflegeheimpatientIn palliativer Versorgung bedarf. Die Arbeitsgruppe „Palliative Versorgung für Nicht-Tumorpatienten" der Deutschen Gesellschaft für Palliativmedizin hat ein Statement zu Definition, Bedarf und Formen der Palliativversorgung von Patienten mit Demenz erarbeitet (2007) und bemüht sich um die Frage, wann ein alter und dementer Mensch palliativer Versorgung bedarf, und arbeitet derzeit an der Erstellung von Kriterien für die Indikation für allgemeine und spezialisierte palliative Versorgung[13].

Ob man allerdings zu einfachen Kriterien gelangen kann, bleibt fraglich. Betrachtet man diese Fragestellung aus der Sicht der mit Palliative Care tätigen MitarbeiterInnen und der PatientInnen selbst, drängt sich die Schlussfolgerung auf, dass eigentlich nur die Bedürfnisse der PatientInnen bestimmend sein soll-

---

[11] Hervorhebung durch Georg Bollig

[12] Beschluss des gemeinsamen Bundesauschusses über die Erfassung der Richtlinie zur Verordnung von spezialisierter ambulanter Palliativversorgung, www.dgpalliativmedizin.de/pdf/downloads/G-BA%2020071220%20SAPV-Richtlinie.pdf (21.09.2008)

[13] Informationen zur Arbeitsgruppe "Nicht-Tumor-Patienten" der Deutschen Gesellschaft für Palliativmedizin e.V. finden sich unter www.dgpalliativmedizin.de

ten. Inkludiert man hier psychosoziale und ganzheitliche Bedürfnisse des betroffenen Menschen, kann man davon ausgehen, dass eigentlich alle kranken Menschen Palliative Care zu irgendeinem Zeitpunkt benötigen. Der Zugang zu Palliative Care sollte den Bedürftigen daher jederzeit offenstehen und nicht durch eine Bürokratisierung der Indikationsstellung erschwert werden.

Aus meiner Sicht als Pflegeheimarzt und Palliativmediziner scheint es ratsam, bereits bei Aufnahme eine interprofessionelle/interdisziplinäre Teambesprechung über und ggf. mit der einzelnen PatientIn und dessen Angehörigen zu halten, um dessen Bedürfnisse zu erfassen. Die Indikation für Palliative Care sollte bedürfnis- und symptomorientiert gestellt werden. Im Verlauf des Aufenthaltes im Pflegeheim sollte eine solche Besprechung bei Bedarf wiederholt werden, und die verschiedenen Mitglieder des Palliative Care Teams wie SozialarbeiterInnen, ÄrztInnen, SeelsorgerInnen etc. sollten leicht zugänglich sein.

Eine solche Vorgehensweise setzt allerdings voraus, dass es ein interprofessionelles und interdisziplinäres Team gibt. Dies fehlt jedoch bisher leider in den meisten Alten- und Pflegeheimen. Selbst wenn die verschiedenen Fachrichtungen und Disziplinen vorhanden sind, stellt sich die Frage, ob sich die Angehörigen der verschiedenen an der Versorgung beteiligten Berufsgruppen als Bestandteil eines Teams sehen bzw. sehen wollen. Vielfach mangelt es an der Bereitschaft und den notwendigen Strukturen, wie z.B. an interprofessionellen Besprechungen und Diskussionsräumen, um aus einzelnen ein Team mit gemeinsamen Zielen und gemeinsamem Handeln zu machen.

2.2 Was unterscheidet Palliative Care für alte und demente Menschen von Palliative Care in anderen Bereichen?

Um die Notwendigkeit für speziell auf alte und demente Menschen zugeschnittene Ausbildungskonzepte zu begründen, ist es essentiell, eingangs die wesentlichen Unterschiede zu Palliative Care in anderen Bereichen darzustellen. Alte und besonders alte und demente Menschen weisen einige Besonderheiten auf, die eine Anpassung des Zugangs und der Praxis von Palliative Care in diesem Feld erfordern.

2.2.1 Multimorbidität

Viele alte Menschen sind multimorbid (Kojer 2007), d.h. sie leiden an mehreren Erkrankungen gleichzeitig. Eine Untersuchung im Roten Kreuz Pflegeheim Bergen in Norwegen im Jahre 2003 - durchgeführt an 196 PatientInnen - zeigte, dass die PatientInnen im Durchschnitt 7 verschiedene Diagnosen hatten; 63% litten an Demenz, 61% hatten akute und oder chronische Schmerzen. Die Betreuung sterbender PatientInnen gehört zu den alltäglichen Aufgaben im Pflegeheim, die Zahl der Todesfälle im Roten Kreuz Pflegeheim Bergen betrug 181 im

Jahr 2001 und 171 im Jahre 2002 (Hofseth 2003). Zum Zeitpunkt der Untersuchung hatte das Rote Kreuz Pflegeheim Bergen 207 Plätze. Dies bedeutet, dass statistisch gesehen die Zahl der Todesfälle pro Jahr nahezu der Anzahl von Pflegeheimplätzen entsprach.

Aufgrund ihrer Vielzahl von Erkrankungen erhalten die alten multimorbiden Pflegeheimpatienten häufig eine Vielzahl verschiedener Medikamente. Die Indikation für die medikamentöse Behandlung wird oft von unterschiedlichen Spezialisten unter Berücksichtigung von Therapierichtlinien für die verschiedenen Krankheiten wie Hypertonie, chronische Schmerzen, Demenz, etc. gestellt. Resultat dessen kann eine große Anzahl von Medikamenten für eine einzelne PatientIn sein, in einigen Fällen kann eine PatientIn mehr als 15-20 Medikamente gleichzeitig einnehmen. Diese haben wiederum teilweise erhebliche Neben- und Wechselwirkungen.

Daher sollten diese PatientInnen eigentlich von in Altenheimmedizin versierten ÄrztInnen (z.B. von HausärztInnen und PflegeheimärztInnen) betreut werden, welche die Indikationsstellung und den Nutzen für die PatientInnen überprüfen und unnötige Medikamente absetzen. Leider gibt es feste Alten- und PflegeheimärztInnen bisher erst in wenigen Ländern, wie z.B. Holland und Norwegen, sowie vereinzelt in Österreich und Deutschland. In der Altenhilfe der Zukunft benötigt man daher feste Alten- und PflegeheimärztInnen mit Weiterbildung in den Fächern Allgemeinmedizin, Geriatrie, Schmerztherapie und Palliativmedizin.

Bei der Analyse der Bedürfnisse alter Menschen treten häufig folgende Probleme auf (Kojer 2007):

- Misslingende Kommunikation
- Personalknappheit
- Insuffiziente ärztliche Betreuung
- Fehlen eines interprofessionellen Teams
- Fehlendes Wissen und fehlende Ausbildung

2.2.2 Kommunikation

Bei fortgeschrittener Demenz finden sich viele Herausforderungen für das behandelnde Team. Hierzu gehören neben der Schwierigkeit der Schmerz- und Symptomerfassung die Kommunikation mit PatientInnen und Angehörigen, ethische Entscheidungsfindung und die vorbereitende Besprechung/Planung von medizinischer Behandlung wie z.B. Nutzen einer evtl. Antibiotikagabe oder Krankenhauseinweisung. Häufig auftretende Probleme bei fortgeschrittener Demenz sind Verwirrtheit, Harninkontinenz, Schmerz, Depression, Appetitverlust und Obstipation. Fremdbeurteilungsinstrumente wie BESD (=Beurteilung von Schmerz bei Demenz), MOBID (=Mobility – Observation – Behaviour – Intensity - Dementia Pain Scale) etc. sind vorhanden, werden aber in der Altenhilfe i.d.R. nicht benutzt (Gerhard und Bollig 2007).

Kommunikation mit alten und dementen Menschen ist oft die größte Herausforderung. Die Fähigkeit, mit alten Menschen in Beziehung zu treten und ihr Vertrauen zu gewinnen, bezeichnet Kojer (2007) als „Kernkompetenz der Palliativarbeit in der Geriatrie". Ohne das Zustandekommen von Kommunikation ist eine adäquate Behandlung quälender Symptome wesentlich erschwert oder gar unmöglich. Demente Menschen reagieren oft mit Unruhe, Verwirrtheit und Aggression auf so unterschiedliche Ursachen wie Schmerzen oder Infektionen. Methoden und Hilfsmittel zur Verbesserung der Kommunikation mit dementen Menschen sind nach Bollig, Jung-Henkel und Fuchs-Hlinka (2007):

- Biografiearbeit
- Validation
- Basale Stimulation
- Marte-Meo-Methode
- Hilfsmittel zur Schmerzerfassung wie z.B. BESD, MOBID, etc.

Wesentlich bei der Nutzung der obigen Methoden ist, dass diese durchgängig von allen Mitgliedern des Teams beherrscht und angewendet werden. Das bedeutet, dass Teams sich gemeinsam auf die örtlich übliche Methode einigen und diese zusammen erlernen sollten. Dadurch wird sowohl die Teamarbeit als auch das Erlernen einer gemeinsamen Sprache, bzw. des gemeinsamen Verstehens gefördert. Beide sind Grundvoraussetzungen für das Gelingen einer Aufgabe in Teamarbeit. Alle obigen Methoden erfordern eine strukturierte Weiterbildung des Personals, um sie erfolgversprechend einsetzen zu können. In Zeiten der allgemeinen Einsparungen in der Altenhilfe scheint mir der Mangel an Zeit und Geld das größte Hindernis für die Implementierung dieser Methoden zu sein.

2.2.3 Ethische Entscheidungsfindung

Respekt vor dem Einzelnen ist die Grundlage von Palliative Care. Es gilt also den Betroffenen zu informieren und in die Entscheidungsfindung mit einzubeziehen: Aktuelle Maßnahmen müssen an die aktuelle Situation und den Willen, respektive den zu ermittelnden mutmaßlichen Willen des Betroffenen angepasst werden. Aufgrund der hohen Anzahl von an Demenz leidenden Menschen in der Altenhilfe wirft dies häufig Probleme auf und führt zu Unsicherheit und/oder Konflikten im Entscheidungsfindungsprozess. Wissen wir, was dem Betroffenen wichtig ist und was für ihn Lebensqualität und gute Sterbequalität beinhaltet?[14] Die kleinen und großen Fragen der Ethik sind ständige Herausforderungen im Pflegeheimalltag.[15]

Ethische Herausforderungen und Probleme im Pflegeheim können in "alltägliche ethische Probleme" wie z.B. Patientenautonomie, informiertes Einverständnis, Zwang etc. und "große ethische Probleme", wie z.B. Abbruch oder Weiterführen lebensverlängernder Maßnahmen, Behandlung und Fürsorge am Lebensende, etc. eingeteilt werden (Bollig 2010). In einer Untersuchung von 225 amerikanischen Altenheimen wurden als ethische Dilemmata u.a. die Beurteilung der Entscheidungsfähigkeit von PatientInnen (79%), künstliche Ernährung (74%) und der Abbruch/Weiterführung von lebensverlängernden Maßnahmen benannt (48%) (Weston 2005).

Themen ethischer Fallbesprechungen in der Altenhilfe sind u.a. Aufnahme ins Pflegeheim, Konflikte mit Angehörigen, Waschen, Davonlaufen, Krankenhausüberweisung, Verhungern/Verdursten und Trauer (Reitinger et al. 2007b). Ethische Fallbesprechungen oder Ethik-Komitees können zur Lösung dieser oft sehr komplexen und facettenreichen Herausforderungen und Problemstellungen beitragen und bei der Entscheidungsfindung für demente oder andere nicht-entscheidungsfähige Menschen eine wichtige Rolle spielen (Gerhard und Bollig 2007, Reitinger et al. 2007a, Reitinger et al. 2007b).

2.3 Was unterscheidet Symptomlinderung für alte und demente Menschen von Symptomlinderung in anderen Bereichen?

Symptome wie Schmerz, Atemnot, Übelkeit, Erbrechen, Obstipation, Angst, Schwäche, Verwirrtheit etc. bedürfen häufig einer palliativen Behandlung. Bei dementen Menschen kann die Symptomerfassung erschwert sein. Reaktionen wie Angst, Abwehr und Aggression können sowohl durch die Demenz als auch durch andere Ursachen wie Schmerzen oder Infektionen bedingt sein.

Die Therapie quälender Symptome und Beschwerden bei alten und dementen Menschen unterscheidet sich nicht grundsätzlich von der Symptomlinderung bei anderen Menschen. Wichtigste Unterschiede sind die in 2.2 bereits dargestellte erschwerte Kommunikation, die auch die Verlaufskontrolle jeglicher therapeutischer Maßnahmen erschwert und die notwendige Beachtung der oft bestehenden Multimorbidität mit veränderter Reaktionsweise auf Medikamente. Um Nebenwirkungen zu verhindern oder zu mindern, ist der Behandlungsstart

---

[14] Kojer, M. (2008): Sind alte Menschen palliativbedürftig? Seminar im Rahmen des Internationalen Masterstudiengang MAS Palliative Care am IFF, Wien, 30.06.2008

[15] Heller, A. (2008): Palliativversorgung im Alter bei chronischen Erkrankungen. Vortrag auf dem 11. Hildegard Burjan-Symposium: Hospizkultur und Mäeutik - offen sein für Leben und Sterben. Wien, 27.05.2008

mit niedrigen Dosierungen und einer langsamen Dosissteigerung in der Regel empfehlenswert. Aufgrund der häufigen Polypharmazie müssen evtl. Interaktionen und Potenzierungen stets in Betracht gezogen werden.

Übersichten zur Symptomlinderung sind in einschlägigen Übersichtssartikeln und Lehrbüchern zu finden (Gärtner et al. 2006, Husebø und Klaschik 2000, Sandgathe Husebø und Husebø 2001, Aulbert et al. 2007), weiterführende Darstellungen zur Praxis bei geriatrischen Patienten finden sich bei Sandgathe-Husebø (2000) und Kojer (2007).

2.4 Wie kann Palliative Care in die Versorgung alter und dementer Menschen integriert werden?

Aufgrund der Überalterung der Bevölkerung wird die Zahl von Menschen, welche ihre letzte Lebensphase im Pflegeheim verbringen, ansteigen. Dies gilt insbesondere für die westlichen Industrienationen. Daher sollte Palliative Care in Pflegeheime integriert werden. Dazu braucht es Veränderungen der Gesundheitspolitik mit Finanzierung von Palliative Care in Pflegeheimen und Ausbildung von Pflegepersonal und Ärzten.

> „Für viele Alten- und Pflegeheimbewohner könnte Palliative Care der bevorzugte Ansatz für die Versorgung in den letzten Monaten oder gar Jahren ihres Lebens sein.“ (Zerzan et al. 2000, S.2493)[16]

Um Palliative Care erfolgreich in Pflegeheime zu integrieren, sollten die Erkenntnisse und Erfahrungen aus Palliative Care und Hospizarbeit mit denen aus der Geriatrie und Gerontologie verknüpft werden (Pleschberger 2005).

Indikatoren und Empfehlungen zur Palliativkompetenz in Alten- und Pflegeheimen wurden von der Bundesarbeitsgemeinschaft Hospiz vorgeschlagen (2006). Diese umfassen die Aspekte Leitungsverantwortung, Basisorientierung, Interprofessionalität und zeitliche Kontinuität mittels 20 verschiedener Indikatoren, wie z.B. Ethik im Konfliktfall, Interdisziplinarität und Umgang mit Verstorbenen. Ziel ist die Implementierung von Hospizkultur in Alten- und Pflegeheime. Die Indikatoren sollen es ermöglichen zu überprüfen, ob eine Einrichtung im Sinne von Palliative Care und Hospizidee arbeitet. Ein Evaluationsinstrument mit 59 Palliative Care Qualitätskriterien für Alten- und Pflegeinstitutionen haben die Caritas Schweiz und CURAVIVA Weiterbildung erstellt. Eine Bestimmung der eigenen aktuellen Situation einer Einrichtung kann mittels einer Checkliste erhoben werden.[17] Caritas und CURAVIVA bieten Hilfen zur weiteren Implementierung an. Diese beinhalten z.B. Beratung und Betreuung

[16] Übersetzung: Georg Bollig
[17] www.curaviva.ch_(26.07.2008)

sowie das Kurskonzept „Das Leben vollenden- Palliative Medizin, Pflege und Begleitung".

Kojer hat den Begriff der Palliativen Geriatrie geprägt, welcher für sie Lebensqualität bis zuletzt bedeutet. Aus ihrer Sicht gehören folgende Teilbereiche zur Palliativen Geriatrie:

- Schmerztherapie / Symptomkontrolle
- Palliative Pflege / aktivierende Pflege
- Validation
- Tiertherapie
- Bunte Kleider
- Gartentherapie
- Kommunikation und Ethik
- Angehörige
- Aktivitäten
- Basale Stimulation
- Palliative Ergo- und Physiotherapie

Diese Teilbereiche bilden die Erfahrungen aus der Implementierung von palliativer Versorgung von Pflegeheimpatienten im Geriatriezentrum Wienerwald in Wien, einem der grössten Pflegeheime Europas mit 2456 Betten ab (Kojer und Pirker 2003). Ihre Erfahrungen können als Anregung für andere Pflegeheime dienen, obgleich nicht alle obigen Teilbereiche umgesetzt werden müssen, um Palliative Care erfolgreich und nachhaltig in eine bestimmte Institution zu implementieren.

Es existieren verschiedene Ansätze der Implementierung von Palliative Care in die Altenhilfe (Heller und Wegleitner 2006, Heller, Wegleitner und Heimerl 2007). Der „Expertenwissen-Ansatz" basiert auf Aus- und Weiterbildung des Personals in Pflegeeinrichtungen und zielt auf Qualitätsverbesserung ohne Strukturveränderung (z.B. Abteilung für Palliativmedizinische Geriatrie am Geriatriezentrum Wienerwald in Wien und Rotes Kreuz Pflegeheim Bergen, Norwegen). Dagegen setzt der „Organisationsentwicklung-Ansatz" auf Verbesserung der Lebensqualität am Lebensende durch Entwicklung und Veränderung von Organisationen mit dem Ziel der Etablierung einer palliativen Kultur an (z.B. Palliative Care- und Ethikprozess in der Kaiserwerther Diakonie). Die Forderung nach Stärkung der ambulanten Versorgung findet sich im „De-Institutionalisierung-Ansatz", der darauf abzielt, die Institutionen abzuschaffen und ein ambulantes Versorgungssystem in Form sozialer Netzwerke zu etablieren, wo Menschen zusammenleben und die Hilfsbedürftigen von den anderen Mitgliedern des Netzwerkes versorgt werden. Andere Ansätze sind der „Hospizansatz" und der „kommunale Ansatz" (Heller und Wegleitner 2006).

Eine große Bedeutung hat die Vorgehensweise und das Projektdesign (Top-down, Bottom-up oder eine Kombination von beiden Ansätzen) bei der Implementierung von Palliative Care in Organisationen (Heimerl 2008). Voraussetzungen für die nachhaltige Implementierung von Palliative Care sind u.a. die Berücksichtigung der Sichtweise Betroffener, ein klarer Auftrag und Unterstützung der Leitung und des Trägers, ein konzeptioneller Umgang mit Sterben und Tod, die Einbeziehung und Mitarbeit der Mitarbeiter, interdisziplinäre Teamarbeit und Aufmerksamkeit für ethische Entscheidungsprozesse, sowie der Wille zur Veränderung bei allen Beteiligten.

Grundsätze und Empfehlungen für die Implementierung von Palliativversorgung und Hospizarbeit im Alten- und Pflegeheim sind nach Alsheimer:[18]

1. Mitarbeiterorientierung: Im Mittelpunkt steht das Personal
2. Realistisch bleiben: Entlasten statt Belasten durch das Projekt
3. Wertschätzung: Ausgangspunkt unserer Arbeit ist die jeweilige Kultur des Hauses
4. Anstöße von außen – Verwandlung von innen
5. Motivation: Auf zügige und konkrete erste Erfolge achten
6. Entscheidend: Rückendeckung durch Träger und Leitung
7. Transparenz: Bedeutung, Schritte und Ergebnisse müssen immer erkennbar sein für Mitarbeiter, Bewohner/Patienten, Angehörige, Ärzte

Im Wesentlichen gibt es meiner Ansicht nach drei Schlüsselfaktoren zur erfolgeichen Implementierung von Palliative Care (siehe Abb. 1).

Abb. 1: Schlüssel-Faktoren zur Implementierung von Palliative Care

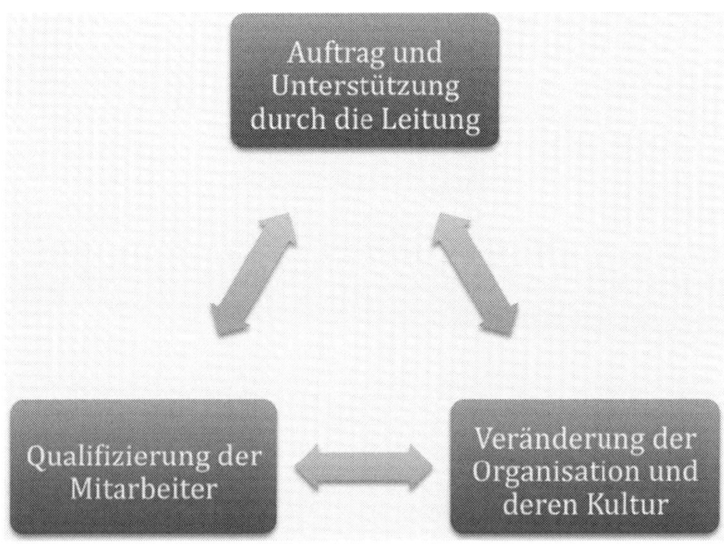

[18] Alsheimer, M. (2007): Herausforderung der Zukunft – Implementierung von Palliativversorgung und Hospizarbeit im Alten- und Pflegeheim. www.stmas.bayern.de/pflege/dokumentation/ftiw-alsheimer.pdf (25.07.2008)

Hierzu gehört ein klarer Auftrag der Leitung und Unterstützung durch die Leitung bei der Durchführung inklusive der Bereitstellung erforderlicher Ressourcen. Die Qualifizierung der Mitarbeiter ist ein wichtiger und notwendiger Faktor. Weiterhin bedarf es der Veränderung der gesamten Organisation und deren Kultur (vgl. Heller und Wegleitner 2006, Heller, Wegleitner und Heimerl 2007, Heimerl 2008).

Dies führt zu folgender Schlussfolgerung: Obwohl die Qualifizierung der Mitarbeiter einen Schlüsselfaktor in der Implementierung von Palliative Care in Alten- und Pflegeheime darstellt, reicht Aus- und Weiterbildung alleine nicht aus, um Palliative Care in der Altenhilfe nachhaltig zu implementieren (vgl. Frogatt 2001). Es braucht die Zusammenarbeit aller beteiligten Berufsgruppen, und die bereits im Pflegeheim vorhandene Expertise sollte berücksichtigt und genutzt werden. Fortbildung, welche auf Verbesserung von Wissen und Haltung abzielt, reicht alleine nicht aus, um Veränderungen des Verhaltens hervorzurufen (Ferris et al. 2001).

Ich persönlich erachte jedoch die interprofessionelle Qualifizierung aller an der Versorgung alter und dementer Menschen Beteiligter als vorrangigen und grundlegenden Faktor bei der Implementierung von Palliative Care. Meiner Ansicht nach sind Haltung und Basiswissen die Grundpfeiler von Palliative Care, auf denen die weitere Implementierung, gleich dem Fundament eines Hauses, erst aufbauen kann. Auf dieser Ansicht basierend ist das Hauptthema dieser Arbeit das Lernen und Lehren von Palliative Care für alte und demente Menschen. Meine persönlichen Erfahrungen aus der praktischen Arbeit im Roten Kreuz Pflegeheim Bergen zeigen allerdings eindeutig, dass Fortbildung des Personals alleine keinesfalls zur Implementierung von Palliative Care ausreicht, sondern eine Veränderung der Organisationskultur und die Unterstützung durch die Leitung hinzukommen müssen (siehe oben).

Alle mit dementen Menschen befassten MitarbeiterInnen sollten Basiskenntnisse in palliativer Versorgung haben, und vorhandene Curricula sollten in Bezug auf die Versorgung dementer PatientInnen angepasst werden (Arbeitsgruppe der Deutschen Gesellschaft für Palliativmedizin 2007). Durch regelmäßige Schulung und Auseinandersetzung mit Palliative Care Themen können MitarbeiterInnen in Pflegeheimen (hierzu zählen Pflegekräfte, Zivildienstleistende, SeniorenbetreuerInnen, PraktikantInnen etc.) besser mit Sterbenden und deren Angehörigen umgehen (Schmidt 2007).

Wir brauchen eine Veränderung des Umgangs mit Sterbenden, und dazu braucht es Palliative Care im Krankenhaus, Pflegeheim und ambulanter Pflege. Im Grunde bedarf es einer Palliative Care Philosophie in der ganzen Gesellschaft. Am Beginn der Hospizidee zog die Hospizbewegung aus dem organisierten Gesundheitssystem aus. Um Palliative Care in allen Institutionen zu etablieren und damit den meisten Sterbenden zugänglich zu machen, bedarf es der Rückkehr der Hospizidee in die Einrichtungen des Gesundheitssystems (Heimerl 2008). Welche Folgen dies haben wird, ist zur Zeit noch nicht absehbar.

Zusammengefasst braucht es zur Integration von Palliative Care Raum, Wissen und Haltung. D.h. die Grundvoraussetzung ist der Wille des Trägers, Rahmenbedingungen zur Implementierung zu schaffen und die Angestellten zur Umsetzung zu ermutigen und zu unterstützen. Hierfür ist die Kombination von top-down und bottom-up Ansatz mit Auftrag und Unterstützung der Leitung unter Mitverantwortung und Mitarbeit der Angestellten meiner Auffassung nach die beste Variante, um das Gelingen der Implementierung von Palliative Care zu sichern. Diese Ansicht findet sich auch bei Heimerl (2008, S. 42-50). Es braucht sowohl eine Entwicklung der Organisation, als auch die „Wissensbasierung" adäquater Palliativversorgung in Pflegeheimen (Pleschberger 2007, S. 217). Wissen sollte durch gezielte Fortbildungen in Palliative Care für alte und demente Menschen möglichst flächendeckend verbreitet werden. Nachhaltigkeit in Palliative Care bedarf einer spezifischen Prozessqualität und des Fortbestandes von Projektzielen (vgl. Wegleitner 2007).

Zur nachhaltigen Verankerung von Palliative Care eignet sich möglicherweise ein Minimalwissen um Palliative Care bei allen Mitarbeitern in der Altenhilfe besser als der Ansatz den Palliative Care-Spezialisten des Altenheims (z.B. eine Pflegeperson mit 160-stündiger Ausbildung) bei Bedarf hinzuziehen zu können. Palliative Care sollte die Grundlage der Behandlung und zugleich auch Allgemeinwissen sein, anstatt den Hauch des Geheimwissens zur Versorgung einiger Privilegierter zu haben. Zusätzlich hierzu sollten breite Bevölkerungsschichten leicht Zugang zu Informationen und Kenntnissen in Palliative Care haben. Diesen Ansatz könnte man als Allgemeinwissen-Ansatz bezeichnen. Er wird im Weiteren wiederaufgenommen und diskutiert werden.

2.5. Resümee

Ausgangspunkt für die Betrachtungen dieses Kapitels war die Frage nach dem Bedarf an Palliative Care für alte und demente Menschen und nach den Besonderheiten dieses Bereiches. Daran knüpft sich natürlich auch die Frage nach der praktischen Umsetzung der gewonnenen Erkenntnisse an.

Palliative Care hat die Verbesserung der Lebensqualität von PatientInnen mit lebensbedrohlichen Erkrankungen und deren Familien zum Ziel, wobei Schmerzen, andere Beschwerden und physische, psychische und spirituelle Belange berücksichtigt werden sollen. Der Bedarf an Palliativ Care für alte und demente Menschen ist groß und wird aufgrund des demographischen Wandels mit Anstieg der Anzahl alter Menschen in der Zukunft noch weiter ansteigen. Die Indikation für palliative Versorgung alter und dementer Menschen sollte bedarfsorientiert gestellt werden. Patienten mit nicht kurativ behandelbaren Beschwerden sollten überall Zugang zu Palliative Care haben, egal ob zu Hause, im Alten- und Pflegeheim, im Hospiz oder im Krankenhaus. Da bereits heute viele Menschen in Alten- und Pflegeheimen sterben, bedarf es dringend der flächendeckenden Einführung von Palliative Care in diese Institutionen.

Die deutlichsten Unterschiede zwischen Palliative Care für alte und demente Menschen und Palliative Care in anderen Bereichen sind nach meiner Ansicht:

- häufige Multimorbidität alter Menschen
- erschwerte Kommunikation (speziell mit dementen Menschen, aber auch durch Schwerhörigkeit)
- Notwendigkeit zur ethischen Entscheidungsfindung für nicht-entscheidungsfähige PatientInnen/BewohnerInnen

Schlüsselfaktoren bei der Implementierung von Palliative Care in Alten- und Pflegeheimen sind Auftrag und Unterstützung durch die Leitung, Veränderung der Organisation und ihrer Kultur sowie Qualifizierung der Mitarbeiter. Qualifizierung ist meiner Ansicht nach die Basis, von der aus eine weitere Entwicklung erfolgen kann.

3. Palliative Care lernen und lehren – Unterschiedliche Konzepte und Zielgruppen

Dieses Kapitel soll die verschiedenen Empfehlungen, Curricula und Ausbildungsangebote in Palliative Care mit besonderem Blick auf die Berücksichtigung der Belange und Besonderheiten alter und dementer Menschen darstellen.

Bisher gibt es auch auf europäischer Ebene leider fast nur berufsgruppenspezifische Curricula und Weiterbildungen (vgl. Nauck et al. 2007, European Association for Palliative Care 2004 und 2007). 1993 wurden von der European Association for Palliative Care (EAPC) drei unterschiedliche Ausbildungsgrade und Lerninhalte für Medizinstudenten und Ärzte definiert: A für Medizinstudenten; B für Allgemeinmediziner und Krankenhausärzte, C für in Palliativmedizin arbeitende/spezialisierte Ärzte (European Association for Palliative Care 1993). Auch für Pflegepersonal empfiehlt die EAPC die Ausbildungsgrade A-B-C, eingeteilt nach Häufigkeit der Arbeit mit Palliative Care erfordernden Situationen und hat Ausbildungsinhalte den entsprechenden Niveaus zugeordnet (European Association for Palliative Care 2004, deVlieger et al. 2004). Müller et al. (1997) gaben einen Sammelband mit unterschiedlichen Curricula für Ärzte, Pflegende, Sozialarbeiter und Seelsorger heraus. Die Differenzierung der Curricula nach Berufsgruppen geschah aufgrund eines Auftrages der Landesregierung des Landes Nordrhein-Westfalen im Jahr 1996 (Müller et al 1997).

Es hat einige Jahre gedauert, bis die Definitionen der Ausbildungsniveaus für alle Berufsgruppen in Palliative Care gemeinsam erstellt wurden. Parallel dazu hat die Entwicklung interprofessioneller und interdisziplinärer Aus- und Weiterbildungen stattgefunden. Die Schweizerische Gesellschaft für Palliative Medizin, Pflege und Begleitung (SGPMPB) hat 2002 die Ausbildungsniveaus A-B-C als für alle Berufsgruppen gleichermaßen geltend definiert:

- A = Sensibilisierung (under- und postgraduate)
    - Fachpersonen im Gesundheitsbereich, für die Palliative Care nur einen Teil der Tätigkeit darstellt
- B = Vertiefung (postgraduate)
    - Fachpersonen im Gesundheitsbereich, die regelmäßig mit Situationen konfrontiert sind, die Palliative Care erfordern
- C = Spezialisierung (postgraduate)
    - Fachpersonen im Gesundheitsbereich, die eine verantwortliche/ leitende Tätigkeit in Palliative Care Einheiten innehaben und/oder an Unterrichts-/Forschungsarbeiten beteiligt sind

Die SGPMPB hat die Ausbildungsthemen entsprechend der drei Niveaus eingeteilt (vgl. Schweizerische Gesellschaft für Palliative Medizin, Pflege und Begleitung 2002). Tabelle 1 im Anhang gibt eine Übersicht über die Empfehlungen verschiedener nationaler und internationaler Fachgesellschaften zur Ausbildung in Palliative Care. Ausgewählt wurden hierzu die folgenden Empfehlungen:

- EAPC Recommendations on Palliative medicine Education and Training for Doctors in Europe (European Association for Palliative Care 1993)
- Palliative Nurse Education (European Association for Palliative Care 2004)
- Nationale Empfehlungen für Aus- und Weiterbildung in Palliative Care in der Schweiz (Schweizerische Gesellschaft für Palliative Medizin, Pflege und Begleitung 2002)
- National undergraduate multidisciplinary palliative care curriculum for health professionals

Palliative Care basiert auf Teamarbeit und dem Zusammenspiel verschiedener Berufsgruppen. Diese unterscheiden sich durch unterschiedliche Fachsprachen, Betrachtung und Herangehensweise an Probleme, wissenschaftliche Denkweisen und Methoden. Meiner Ansicht nach dient eine gemeinsame Fort- und Weiterbildung neben dem Erwerb von palliativen Haltungen, Wissen und Fertigkeiten auch der Verständigung zwischen den verschiedenen Berufsgruppen und gleichsam dem Finden einer gemeinsamen Sprache, welche die Grundlage einer zielgerichteten interprofessionellen Kommunikation und Diskussion sein muss. Obwohl vielerorts die Notwendigkeit der interdisziplinären und interprofessionellen Fort- und Weiterbildungen betont wird, finden diese in aller Regel berufsgruppenspezifisch statt.

> „Trotz des interdisziplinären Selbstverständnisses handelt es sich bei den meisten Curricula um berufsgruppenspezifische Kurse.“ (Lang et al. 2006; S.1149)

Es braucht folglich mehr Ausbildungsangebote in Palliative Care für alle Berufsgruppen und diese sollten vornehmlich interdisziplinär und interprofessionell gestaltet sein. Um den großen Fortbildungsbedarf in der Palliativversorgung zu decken, sollte es frei zugängliche Arbeitsmaterialien geben (Lang et al 2006).

3.1 Welche Ausbildungsangebote gibt es?

Es gibt ein breites Angebot von unterschiedlichen Aus- und Weiterbildungsangeboten im Bereich Palliative Care. Diese reichen von Basiskursen bis hin zu universitären Masterstudiengängen. Die im Folgenden exemplarisch dargestellten und diskutierten Weiterbildungskonzepte wurden nach ihrem Umfang (sowohl zeitlich als auch inhaltlich), nach den angewandten Methoden und dem zu erreichenden Qualifikationsniveau in Gruppen eingeteilt. Das wichtigste Unterscheidungskriterium war dabei der zu erreichende Abschluss der Weiterbildung, z.B. Basiskurs, Spezialisierung innerhalb einer Berufsgruppe oder Mastergrad. Ausgewählt wurden Konzepte, welche die weitere Entwicklung stark beeinflusst haben (z.B. das Canadian Palliative Care Curriculum und das deutsche Basiscurriculum Palliative Care von Kern, Müller und Aurnhammer) sowie Konzepte mit besonders interessanten und innovativen Ansätzen (z.B. Crashkurs Palliative Care, „Der Patient als Lehrer"). Es besteht kein Anspruch auf die vollständige Darstellung aller derzeit vorhandenen Ausbildungskonzepte. Dies würde aufgrund der Fülle bestehender Angebote und Initiativen den Rahmen dieser Arbeit sprengen. Besonderes Augenmerk wird auf interdisziplinäre und interprofessionelle Angebote sowie auf die Berücksichtigung der Themenbereiche Alter und Demenz gelegt.

3.1.1 Basiskurse

Es gibt viele Angebote für Basiskurse in Palliative Care oder Palliativmedizin. Diese haben meist einen Stundenumfang von 40 oder mehr Unterrichtsstunden. In den 90er Jahren des vorigen Jahrhunderts sind einige wichtige Curricula entstanden. Hierzu zählen u.a. das Canadian Palliative Care Curriculum des Canadian Committee on Palliative Care Education (1991), das Palliative Medicine Curriculum der Association for Palliative Medicine of Great Britain and Ireland (1992) und die interdisziplinäre Palliative Care Weiterbildung der Schweizerischen Gesellschaft für Palliativmedizin (1991/1992). Exemplarisch ausgewählt wurden die folgenden Kurse und Konzepte:

- Canadian Palliative Care Curriculum (MacDonald et al. 1991)
- Kursprogramm Palliativmedizin: Basiskurs für Ärzte (Deutsche Gesellschaft für Palliativmedizin 2002)
- Curriculum in Palliative Care for Undergraduate Medical Education (European Association for Palliative Care 2007)
- Mini-Kurs Palliative Care für Medizinstudenten[19]

[19] Dieses Konzept wird am Bergen Rotes Kreuz Pflegeheim in Bergen, Norwegen durchgeführt. Die Teilnehmer sind Medizinstudenten der Universität Bergen. Mehr Informationen sind vom Autor Georg Bollig zu erhalten.

- Grundlagen der Palliativmedizin - Gegenstandskatalog und Lernziele für Studierende der Medizin (Deutsche Gesellschaft für Palliativmedizin 2003)
- Ärztekurs Bergen Rotes Kreuz Pflegeheim[20]
- Basiscurriculum Palliative Care (Kern et al. 1996)
- Einsteigerkurs Palliative Praxis und Basiskurs Palliative Care von Mediacion[21]
- Crashkurs Palliative Care für Studenten[22]
- Palliative Praxis der Bosch Stiftung (Klapper 2007 und[23])
- Basiskurs Palliativmedizin am Luzerner Kantonsspital[24]
- Teach the teachers[25]
- Das Leben vollenden[26]

Eine ausführliche Übersicht über die oben genannten ausgewählten Basiskurs-Konzepte und Curricula für MedizinerInnen, Pflegepersonal und multiprofessionelle Teams findet sich in Tabelle 2 im Anhang.

Im Weiteren werden einige besonders interessante Konzepte und ihre Besonderheiten eingehender betrachtet und ausführlicher erläutert.

3.1.1.1 Das Canadian Palliative Care Curriculum

Wegweisend für viele spätere Curricula und Kursangebote war das Canadian Palliative Care Curriculum (MacDonald et al. 1991). Daher soll es hier näher betrachtet werden. Es wurde von einer Arbeitsgruppe von Repräsentanten der Medizinischen Hochschulen Kanadas erarbeitet und ist daher auf die Ausbildung von MedizinstudentInnen und ÄrztInnen ausgerichtet. Das Hauptziel war die Verbesserung der palliativen Versorgung von PatientInnen (und deren Angehörigen) mit Krebs, AIDS und vielen anderen Krankheiten, die zu Schmerzen und Leiden in den letzten Tagen und Monaten des Lebens führen. Das Curriculum definiert Lernziele und Inhalte.

---

[20] Informationsbroschüre zum Kurs für ÄrztInnen
[21] www.mediacion.de (13.07.2008)
[22] www.dgpkongress2008.de/program_popup.shtml?stu_1 (28.07.2008) und persönliche Korrespondenz mit Dr. C. Schulz
[23] www.palliative-praxis.de (13.07.2008)
[24] www.palliativkurs.ch/index.php?id=191 (28.07.2008)
[25] Informationsbroschüre und www.hospice.no (13.07.2008)
[26] www.weiterbildung.curaviva.ch (26.07.2008)

Diese sind jeweils in drei Bereiche unterteilt:

- Attitude (= Haltung, Einstellung)
- Skill (= Fertigkeiten, Können)
- Knowledge (= Wissen)

Das Canadian Palliative Care Curriculum umfasst drei große Themenkomplexe: Symptomkontrolle, psychosoziale Fragen und Probleme und fundamentale Angelegenheiten (Einzelheiten zeigt Tab. 2 im Anhang). Eine genaue zeitliche Vorgabe für das Curriculum mit Stundenangabe für die empfohlene Unterrichtsdauer des Programms findet sich nicht. Auf die Bedeutung interdisziplinären Lernens in Palliative Care mit gemeinsamem Lernen von Medizinern und Pflegepersonal sowie der Bedeutung von Lernen in der Praxis mit Patientenkontakt wird hingewiesen.

3.1.1.2 Palliative Praxis der Robert Bosch Stiftung

Ein speziell auf die Bedürfnisse von alten und dementen Menschen sowie der MitarbeiterInnen in der Altenhilfe zugeschnittenes Angebot wurde von der Robert Bosch Stiftung gefördert und durch eine Expertengruppe 2006 fertiggestellt (Klapper et al. 2007). Der Kurs Palliative Praxis der Robert Bosch Stiftung ist ein 40-stündiges Fortbildungsangebot zur Begleitung alter Menschen am Lebensende. Hierbei sollten möglichst viele MitarbeiterInnen (mit teilweise mangelnden Fach- und Sprachkenntnissen) ausgebildet werden. Der Schwerpunkt sollte auf der Begleitung dementer Menschen liegen. Das wesentliche Wissen sollte auf für eine professionelle Praxis unabdingbare Dinge komprimiert werden. Das Lernen erfolgt anhand von Fallgeschichten unter Nutzung der sogenannten „Storyline-Methode“ (vgl. 3.3). Dabei ist der Unterricht aufgebaut auf der Geschichte einer alten Frau und ihrer Erlebnisse im Heim. Das Lernen erfolgt mittels aktiver Teilnahme, u.a. auch durch Zeichnungen, Modelle und Fragebögen oder ähnlichem. Die TeilnehmerInnen gestalten die Geschichte mit. Die Rolle der DozentInnen ist mehr die von BegleiterInnen als von LehrerInnen.

Ziel ist u.a. die Förderung einer professionellen Haltung mit folgenden Kennzeichen:

- Wertschätzung und Respekt
- Bedürfnisse und Wünsche ermitteln und ernst nehmen
- Unnötige Beeinträchtigungen der Pflegebedürftigen vermeiden

Das Curriculum gliedert sich in fünf Lernphasen:

1. Kennenlernen der neuen Bewohnerin
2. Verschlechterung des Zustandes der Bewohnerin, fortschreitende Demenz
3. Zunahme von Schmerzen, Auftreten anderer quälender Beschwerden
4. Schmerzmanagement, Therapie, Pflege und Begleitung in der Sterbephase
5. Abschied und Trauer

Die fachlichen Inhalte finden sich in Tab. 2 im Anhang. Das Curriculum erhalten DozentInnen erst nach Teilnahme an einer ModeratorInnenschulung. Um den Kurs unterrichten und die Inhalte an andere weitervermitteln zu dürfen, bedarf es des Abschlusses eines Lizenzvertrages (siehe auch 3.6).

3.1.2 MultiplikatorInnenschulungen

Hier sollen im Folgenden exemplarisch zwei verschiedene Angebote von Schulungen für Multiplikatoren dargestellt werden.

3.1.2.1 Teach the teachers

Teach the teachers ist ein Ausbildungsangebot mit spezieller Ausrichtung auf die Bedürfnisse in der Altenhilfe in Norwegen.[27] Leiter des Projektes ist Stein Husebø. Ziel des Kurses ist die Implementierung von Palliative Care in den Gesundheitsdienst der Gemeinden und Altenheimen durch die Schulung von lokalen MultiplikatorInnen. Zielgruppe sind Angehörige der verschiedenen Professionen in der Altenhilfe: ÄrztInnen, Pflegepersonal, PhysiotherapeutInnen, ErgotherapeutInnen, SeelsorgerInnen, SozialarbeiterInnen, leitende MitarbeiterInnen und andere. Die Ausbildung umfasst vier Seminare innerhalb eines Jahres, insgesamt 11 Kurs-Tage. Es gibt den Kurs begleitendes Unterrichtsmaterial. Alle TeilnehmerInnen sollen durch den Kurs befähigt werden, Palliative Care an ihrem Arbeitsort zu implementieren.

Zum Kurs gehört dabei die Ausarbeitung eines Projektes am eigenen Arbeitsplatz. Inhalte des Kurses sind u.a. Palliative Care in der Altenhilfe, Kommunikation, Symptomlinderung, Arbeit im multiprofessionellen Team und Trauer. Im Rahmen des Kurses sollen die TeilnehmerInnen dazu befähigt werden, Palliative Care in ihren Einrichtungen zu implementieren, zu unterrichten, und sie sollen als Ressourcepersonen zur Verfügung stehen. Es wird daher emp-

---

[27] Informationsblatt zum Kurs Teach the teachers, des von Stein Husebø geleiteten Projektes Würde im Alter - eine Lebensgarantie / Bergen Rotes Kreuz Pflegeheim, Bergen, Norwegen und www.hospice.no_(13.07.2008)

fohlen, dass jeweils zwei Personen aus derselben Einrichtung teilnehmen. Der Unterricht wird mit einem Mix von Methoden durchgeführt:

- Vorlesungen
- Gruppenarbeit
- Erfahrungsaustausch
- Rollenspiele
- Die TeilnehmerInnen unterrichten sich gegenseitig (unter Anleitung mit dem Ziel, erste Unterrichtserfahrung zu sammeln)

Das Projekt begann im Herbst 2007. Zur Zeit gibt es zwei Klassen, und die ersten Absolventen werden Ende 2008 fertig sein. Eine wissenschaftliche Begleitung und Evaluation des Effektes dieser Kurse ist vorgesehen.

3.1.2.2 ModeratorInnenschulung für das Basiscurriculum Palliative Praxis nach dem Curriculum der Robert Bosch Stiftung

Das Konzept wurde bereits unter 3.1.1 beschrieben und wird auch unter dem Aspekt der Kommerzialisierung unter 3.6 diskutiert. DozentInnen/ModeratorInnen für das Curriculum Palliative Praxis werden in einer fünftägigen Fortbildung geschult. Der Gebrauch der Storyline Methode und das hohe Mass an Mitgestaltung der KursteilnehmerInnen erfordert von den Lehrenden Methodenvielfalt und Flexibilität (Klapper 2007).

3.1.3 Zusatzbezeichnungen und Facharztausbildungen in Palliativmedizin für ÄrztInnen

Für ÄrztInnen gibt es in verschiedenen Ländern sehr unterschiedliche Konzepte und Regeln für die Ausbildung in Palliative Care und/oder zu SpezialistInnen für Palliativmedizin (siehe Tabelle 3 im Anhang). Exemplarisch ausgewählt wurden:

- Kursbuch Palliativmedizin (Bundesärztekammer / Deutsche Gesellschaft für Palliativmedizin 2004)
- Nordic Specialist Course in Palliative Medicine (Haugen und Vejlgaard, 2008 und[28])
- Specialty Training Curriculum for Palliative Medicine (Joint Royal Colleges of Physicians Training Board 2007)

---

[28] www.medisin.ntnu.no/ikm/kreft/slb/nordisk/ (28.07.2008)

In Deutschland gibt es die Möglichkeit des Erwerbs einer Zusatzbezeichnung Palliativmedizin nach Absolvierung einer Facharztausbildung. Diese umfasst eine 40-stündige Kursweiterbildung und 2 Monate praktische Weiterbildung bei einer dazu ermächtigten ÄrztIn oder 120 Stunden Fallseminare. In Skandinavien gibt es einen skandinavischen Spezialistenkurs in Palliativmedizin, der ebenfalls als Zusatzausbildung nach abgeschlossener Facharztausbildung konzipiert ist. In England dagegen existiert eine eigene mehrjährige Facharztausbildung in Palliativmedizin bereits seit vielen Jahren. Die Ausbildungslänge variiert wegen Anrechnung beruflicher Vorerfahrungen als Arzt (vgl. Tab. 3 im Anhang).

3.1.4 Universitäre Ausbildung und Studiengänge

Universitäre Studiengänge in Palliative Care gibt es seit einigen Jahren in Australien, Kanada und England. Es gibt mittlerweile auch mehrere universitäre Weiterbildungsangebote in Palliative Care im deutschsprachigen Raum. Unter anderem gibt es ein 160 Stunden umfassendes Kontaktstudium Palliative Care des Instituts für Weiterbildung an der Evangelischen Fachhochschule Freiburg[29], den internationalen IFF-Palliativlehrgang[30] (18 ECTS[31]) und seit 1999 das insgesamt dreijährige Studium Master of Advanced Studies / MAS in Palliative Care[32] an der Universität Klagenfurt, Fakultät für Interdisziplinäre Forschung und Fortbildung (Klagenfurt-Graz-Wien), IFF-Abteilung Palliative Care und OrganisationsEthik Wien. An der Paracelsus Medizinischen Privatuniversität in Salzburg kann man die Abschlüsse Master of Palliative Care (nach insgesamt 7 Semestern) oder den Akademischen Palliativexperten/in (nach insgesamt 6 Semestern) absolvieren[33]. Interessant ist dabei der dreistufige Aufbau der Ausbildung mit je eigenem Abschluss. Dadurch können TeilnehmerInnen eine von ihnen angestrebte Qualifikation mit Zertifikat erreichen und evtl. später darauf aufbauen. Am Institut Universitaire Kurt Bösch in Sion, Schweiz gibt es ein

---

[29] Informationsblatt "Kontaktstudium Palliative Care" des Instituts für Weiterbildung an der Evang. Fachochschule Freiburg und www.efh-freiburg.de/ifw.htm (10.06.2008)

[30] Informationsblatt "Der Internationale IFF – Palliativlehrgang" der Universität Klagenfurt, Fakultät für Interdisziplinäre Forschung und Fortbildung (Klagenfurt-Graz-Wien), IFF-Abteilung Palliative Care und OrganisationsEthik Wien und www.uni-klu.ac.at/pallorg (10.06.2008)

[31] ECTS bedeutet European Credit Transfer and Accumulation System, 1 Kreditpunkt entspricht einem Arbeitsaufwand von 25-30 Stunden, entsprechend 30 Kreditpunkten für ein Semester / 60 Kreditpunkten für ein Studienjahr im Vollzeitstudium, vgl. www.hrk.de/de/service_fuer_hochschulmitglieder/154.php_ (21.07.2008); an der IFF-Abteilung Palliative Care und OrganisationsEthik Wien rechnet man mit 24 Stunden per ECTS (persönliche Mitteilung vom 10.07.2008)

[32] Informationsblatt "Master of Advanced Studies/MAS in Palliative Care" der Universität Klagenfurt, Fakultät für Interdisziplinäre Forschung und Fortbildung (Klagenfurt-Graz-Wien), IFF-Abteilung Palliative Care und OrganisationsEthik Wien und www.uni-klu.ac.at/pallorg (10.06.2008)

[33] www.hospiz.at/ausbildung und www.pmu.ac.at/585htm (12.09.08)

zweijähriges Masterstudium im Umfang von Minimum 60 ECTS.[34] Seit 2007 existiert das zweijährige Studium Master of Science in Palliative Care (M. Sc.) an der Dresden International University (DIU)[35].

Die universitäre Ausbildung im deutschsprachigen Raum ist in der Regel multiprofessionell und interdisziplinär ausgerichtet. Alle Studiengänge sind berufsbegleitend angelegt. Tabelle 4 (im Anhang) gibt eine Übersicht über die derzeit angebotenen deutschsprachigen Studienangebote an Universitäten.

Die derzeit im deutschsprachigen Raum angebotenen Masterstudiengänge dauern i.d.R. drei bis vier Semester, sie unterscheiden sich allerdings teilweise erheblich im Umfang der Ausbildung und des Umfangs der erforderlichen Zugangsqualifikation vor Beginn des Studiums. Während das Studium zum M. Sc. in Palliative Care in Dresden die Weiterbildung für ÄrztInnen mit Basiskurs und 120 Stunden Fallseminar einschließt, ist ein Basiskurs mit mindestens 140 Stunden oder der internationale IFF-Palliativlehrgang mit 18 ECTS Voraussetzung für das Studium zum MAS Palliative Care in Wien. Für das M.Sc. Studium in Dresden wird allerdings der Besuch des Basiskurses Palliativmedizin für ÄrztInnen empfohlen. Die dreistufige Ausbildung an der Paracelsus Medizinischen Privatuniversität in Salzburg schließt sowohl einen Basislehrgang als auch fachspezifische Vertiefungslehrgänge mit ein. Ein Nachteil dieses Konzepts erscheint mir jedoch die Aufteilung der Stufe 2 nach Berufsgruppen. Interdisziplinär und interprofessionell wird in Stufe 1 und Stufe 3 gearbeitet und gelernt, warum also die Trennung in Stufe 2? Es mag ja sinnvoll sein, bestimmte Themen in einem berufsgruppenspezifischen Kontext zu bearbeiten und zu reflektieren, der interprofessionelle Charakter von Palliative Care verlangt aber meines Erachtens nach Multiprofessionalität in der gesamten Ausbildung. Berufsgruppenspezifische Diskussionen oder Teile könnten evtl. stundenweise in einen interprofessionellen Lehrgang eingegliedert sein. Meine persönlichen Erfahrungen mit eingestreuten berufsgruppenspezifischen Kleingruppendiskussionen und nachfolgender Diskussion im interprofessionellen Plenum des IFF-MAS-Lehrgang waren sehr positiv. Hier wird der berufsgruppenspezifische Austausch nochmals interprofessionell diskutiert und reflektiert. Obwohl für alle Professionen offen und auch für MitarbeiterInnen in der Altenhilfe angepriesen, scheint der Masterstudiengang in Dresden den auf der Internetseite vorliegenden Informationen zufolge mehr auf ÄrztInnen zugeschnitten zu sein.

Zu Beginn des Masterstudienganges am IFF Wien war es möglich durch offene Weiterbildungsangebote mit einem Punktesystem zu studieren und nach Verfassen einer Masterthesis dem MAS zu erlangen. Seit 2006 findet das Masterstudium nur noch in einer geschlossenen, internationalen und multiprofessionellen Kursgruppe statt (Dinges et al. 2007).

---

[34] www.iukb.ch/index.php?id=66 (12.09.08)

[35] www.dresden-international-university.de/1514.html (10.06.2008)

> „Die Kursgruppe kommt zu einem eigenverantwortlichen Lernen und zu einer Selbststeuerung, so dass die Lehrgangsbegleitung in der angenehmen Rolle ist, viele Fragestellungen, aber auch Schwerpunktsetzungen eher zu moderieren bzw. die nachgefragte Expertise organisieren zu können. Damit ist ein sehr bedarfsorientiertes Studieren, aber auch Weiterentwickeln dieses Studiengangs gelungen.“ (Dinges et al. 2007, S. 471)

Die Vorteile einer geschlossenen Kursgruppe sind nach meiner Meinung die im Laufe des Studiums entstehende nahe Zusammenarbeit und das gute Kennenlernen der MitstudentInnen. Meine Erfahrungen mit diesem Konzept sind äußerst positiv, da man neben dem Lernen im Unterricht auch von den MitstudentInnen lernen kann, und die Vertrautheit offenere Diskussionen zulässt. Mitwirkung der StudentInnen und Flexibilität der Kursleitung können gute Rahmenbedingungen für die StudentInnen schaffen, allerdings fehlt meiner Ansicht nach sowohl beim Masterstudium am IFF, als auch den anderen Studiengängen die Transparenz im Sinne von klar strukturierten und öffentlich zugänglichen Curricula.

Die Kosten der verschiedenen Studiengänge unterscheiden sich beträchtlich und liegen z. Zt. bei 6800 Euro am Institut Kurt Bösch in Sion, 8000 Euro Teilnehmerbeitrag für den MAS Palliative Care am IFF Wien und 15000 Euro für den M. Sc. in Palliative Care an der Dresden International University. Die Ausbildungskosten an der Paracelsus Medizinischen Privatuniversität in Salzburg belaufen sich auf 1890 Euro für den Interprofessionellen Basiskurs (Beispiel Caritas Diözese Graz-Seckau), die Gebühr für die zweisemestrige Vertiefungsstufe liegt pro Semester bei 1150 Euro, und die Gebühr für das dreisemestrige Mastergradsstudium beträgt 1200 Euro pro Semester. Dies bedeutet für StudentInnen mit kleinem Budget, dass man den Ausbildungsort evtl. auch in Abhängigkeit von den Kosten wählen kann oder gar muss.

Über die Einbeziehung von Palliative Care für alte und demente Menschen finden sich in den vorliegenden Informationen nur Hinweise. Nicht alle Curricula oder ausführliche Studienordnungen der beschriebenen Studienangebote sind einfach öffentlich zugänglich, wie z.B. über die entsprechenden Internetseiten. Dies erschwert die Beurteilung, inwieweit das in dieser Arbeit fokussierte Themenumfeld Palliative Care für alte und demente Menschen in den Studiengängen berücksichtigt wird. Der Bereich Palliative Care für alte und demente Menschen ist in den Angeboten des IFF Wien integraler Bestandteil, die Themen Palliative Geriatrie und Demenz finden sich sowohl im internationalen IFF-Palliativlehrgang, als auch im Masterstudium MAS Palliative Care. Obwohl das Kontaktstudium Palliative Care ausdrücklich TeilnehmerInnen aus der Altenhilfe als Zielgruppe hat, werden Alter und Demenz in der Informationsbroschüre nicht erwähnt. Palliative Geriatrie wird im Salzburger Konzept nur im fachspezifischen Vertiefungslehrgang für ÄrztInnen erwähnt und dabei „nur“ als Teil des 15 UE umfassenden Bereiches Spezielle Palliativmedizinische Bereiche. Im Masterstudium zum M. Sc. in Palliative Care in Dresden wird im Modul 6 des Studiums eine Unterrichtseinheit zum Thema „Dementielle, pulmonologische und kardiologische Krankheitsbilder“ angeboten. Um den potentiellen StudentInnen einen besseren Einblick zu verschaffen und ihnen die Auswahl der für sie am besten geeigneten Weiterbildung zu erleichtern, wäre die Veröffentlichung von Studienordnungen / Curricula inklusive Ausbildungskosten eine große Hilfe.

Die Aufteilung der Ausbildungsgänge in unterschiedliche Qualifikationsstufen, wie im Salzburger Modell mit je eigenem Abschluss, erscheint mir äußerst sinnvoll. Hierbei wäre für die Zukunft eine europaweite Vergleichbarkeit und Standardisierung wünschenswert, um die Anerkennung in allen europäischen Staaten zu sichern. Dadurch könnten StudentInnen die Ausbildung nach Wunsch an verschiedenen Orten und Universitäten absolvieren. Hierzu braucht es Vergleichbarkeit und gegenseitige Anerkennung der verschiedenen Ausbildungen und Ausbildungsinstitutionen. also Meine persönlichen Erfahrungen mit der Arbeit als Arzt in verschiedenen Ländern Europas haben gezeigt, dass Schwierigkeiten bei der Anerkennung von Ausbildungen ein grosses Hindernis für die Freizügigkeit auf dem europäischen Arbeitsmarkt darstellen.

Aufgrund der vorliegenden Informationen scheinen die Angebote des IFF Wien die Versorgung alter und dementer Menschen ausführlicher zu berücksichtigen und daher eher für MitarbeiterInnen in der Altenhilfe geeignet zu sein. Wünschenswert wäre für die Zukunft eine Anerkennung der verschiedenen Basiskurse aller AnbieterInnen für die ärztlich geforderten Weiterbildungen in Palliativmedizin (Zusatzbezeichnung Palliativmedizin in Deutschland, Österreichisches Diplom Palliativmedizin), wie z.B. in den Masterstudiengängen in Dresden und Salzburg inkludiert. Mein Vorschlag für ein Stufenmodell des Kompetenzerwerbs in Palliative Care wird in den folgenden Kapiteln dargestellt und erläutert werden. Insgesamt erscheinen mir die Themen Alter und Demenz stark unterrepräsentiert im Gegensatz zu dem großen Bedarf an palliativer Versorgung in diesem Bereich. Diese Themenkomplexe sollten in zukünftigen Lehrgängen und Lehrplänen für alle Palliative Care Ausbildungen mehr berücksichtigt werden.

3.1.5 Andere Lehr- und Fortbildungskonzepte

Im Folgenden sollen ausgewählte Lehr- und Fortbildungskonzepte mit alternativen und neuen Zugängen zur Vermittlung von Palliative Care Inhalten dargestellt werden. Hierbei handelt es sich um sehr verschiedene Methoden und Zielgruppen. Gemeinsam ist diesen Konzepten ihr innovativer Charakter und das Lernen und Lehren jenseits des Frontalunterrichts.

3.1.5.1 Mini-Kurs Palliative Care und Crashkurs Palliative Care

Im Bergen Roten Kreuz Pflegeheim wird ein Teil der MedizinstudentInnen der Universität Bergen in einem Mini-Kurs in Palliative Care für alte Menschen geschult (insgesamt 3 UE). Diese Schulung gehört zur Ausbildung in Innerer Medizin/Geriatrie im vierten Studienjahr und umfasst einen Besuch im Pflegeheim mit einem Impulsvortrag zu den Themen Palliative Care für alte Menschen, Multimorbidität, Schmerz und Demenz sowie Symptomlinderung. Die StudentInnen besuchen PatientInnen auf der Palliativabteilung und danach werden Teilbereiche von Palliative Care anhand der Kasuistiken aktueller, von den StudentInnen besuchter PatientInnen diskutiert. Meine persönliche Erfahrung mit diesem Konzept hat gezeigt, dass die StudentInnen zu Beginn des Unterrichts oft gelangweilt und desinteressiert wirken. Die Diskussionen im Anschluss an die PatientInnenbesuche sind dagegen häufig sehr lebhaft, und die Mehrzahl der StudentInnen engagiert sich dabei stark. Oft geht es dabei mehr um Haltungen und Wertvorstellungen als um rein medizinische Themen. Dieser kurze Einführungskurs in Palliative Care für alte und demente Menschen im Pflegeheim hat viel positive Resonanz bei den MedizinstudentInnen hervorgerufen und dazu geführt. dass einige der StudentInnen Praktika oder Sommerjobs im Bergen Roten Kreuz Pflegeheim absolvieren möchten.

Ein multiprofessioneller Crashkurs Palliative Care für Studenten wird vom Institut für Ethik und Kommunikation im Gesundheitswesen, Universität Witten/Herdecke angeboten und wurde für Interessierte als Teil des DGP-Kongresses im September 2008 in Wiesbaden durchgeführt. Die Inhalte sind in Tab. 2 (im Anhang) dargestellt. Die Teilnehmer erhalten einen Reader und eine CD mit allen Inhalten des Seminars. Palliative Care des alten Menschen ist dabei eine eigene Unterrichtseinheit gewidmet. Ziel des Kurses ist es, mehr junge Menschen für Palliative Care zu begeistern.

3.1.5.2 Der Patient als Lehrer

Neben den klassischen Ausbildungsmethoden mit Vorlesungen, Gruppenarbeit und Praktika ist das an der Klinik für Palliativmedizin des Universitätsklinikums Aachen angebotene Programm der Patient als Lehrer eine aufwendige, jedoch für die TeilnehmerInnen überaus lohnende Form des Lernens in Palliative Care (Elsner et al. 2006, Elsner und Radbruch 2007). Am Programm teilnehmen können MedizinstudentInnen der Rheinisch-Westfälischen Technischen Hochschule (RWTH) Aachen im Rahmen von Palliativmedizin als Wahlpflichtfach innerhalb des Medizinstudiums. Die zentralen Aspekte des Programms sind (Elsner et al. 2006):

- Begleitung ohne medizinische Aufgabe
- Verbringen gemeinsamer Zeit mit Patient und Angehörigen
- Reflexion und Supervision

- Schriftliche Reflexion in Form einer Abschlussarbeit

Die einzelnen StudentInnen werden dabei mit einer unheilbar kranken PatientIn zusammengebracht und verbringen mit dieser ca. 15 Stunden, verteilt auf 10-25 Termine innerhalb von 4-6 Wochen. Im Laufe dieses Zeitraums werden die StudentInnen von ÄrztInnen und PsychologInnen der Klinik begleitet und erhalten 10 Unterrichtseinheiten Supervision. Zum Praktikum gehört eine schriftliche Abschlussarbeit von ca. 20 Seiten, in der die StudentInnen die Auseinandersetzung mit der PatientInnenbegleitung reflektieren sollen. Die Berichte und Erfahrungen der MedizinstudentInnen sind als Buch veröffentlicht und für Interessierte zugänglich (Elsner und Radbruch 2007). Über den Lernerfolg des Praktikums schreiben Elsner und Radbruch (2007, S. 11):

> „Es kann festgehalten werden, dass der Umgang mit Tod und Sterben offensichtlich nur schwer gelehrt, jedoch deutlich besser erfahren und so gelernt werden kann. Dies zeigt unserer Meinung nach den hohen Stellenwert, den ein derartiges Praktikum auch in Zukunft in der medizinischen Ausbildung haben kann."

In meinem Praktikum an der Klinik für Palliativmedizin des Universitätsklinikums Aachen, welches im Rahmen des Masterstudiengangs Palliative Care stattfand, hatte ich Gelegenheit, mehr über dieses Programm zu erfahren und zu lernen. Bei diesem Konzept geht es nicht nur um herkömmliches kognitives Lernen, sondern um emotionales Lernen und Lernen, bzw. reflektieren von Haltungen. Möglicherweise führt hierbei die Position der StudentIn als BegleiterIn ohne Behandlungsauftrag automatisch zur Reflexion eigener Vorstellungen und Haltungen gegenüber von Leben und Tod. Meine eigenen Erfahrungen mit dem Unterricht für MedizinstudentInnen in Palliative Care haben gezeigt, dass die meisten StudentInnen eine Scheu haben, über ihre Einstellungen und Haltungen zu diskutieren. Gelingt aber der Einstieg in eine solche Diskussion z.B. über eine Kasuistik oder einen PatientInnenbesuch, wird oft verblüffend schnell und lebhaft über eigene Haltungen und Werte diskutiert.

Vergleicht man den Ansatz der Supervision und Reflexion des Konzepts der Patient als Lehrer mit meinen innerhalb des Masterstudiums am IFF gesammelten Erfahrungen mit Supervision in interprofessionellen, interdisziplinären Gruppen, stellt sich die Frage, ob die berufsgruppen-spezifische Reflexion ausreicht, oder ob nicht gerade in Palliative Care die interprofessionelle Reflexion unersetzbar ist. Möglicherweise könnte hier eine Gruppensupervision und Reflexion mit interprofessionellem Charakter den Lernerfolg noch erhöhen. Dies könnte den MedizinstudentInnen auch die Sinnhaftigkeit interdisziplinären und interprofessionellen Zusammenarbeitens näherbringen. Die Reflexion unter Betrachtung mit verschiedenen „Brillen“, z.B. mit Bezug zur Sichtweise der PatientIn, der Angehörigen oder unter dem Gesichtspunkt Geschlecht (Gender) könnten ebenfalls helfen, neue Perspektiven zu eröffnen und den Lerngewinn noch zu steigern.

Meiner Auffassung nach eignet sich dieser Ansatz besonders gut für BerufseinsteigerInnen im Umfeld von Palliative Care, und ein solches Angebot sollte dringend auch für Angehörige anderer Berufsgruppen geschaffen werden. Leider ist die breite Implementierung dieser Lernform nur schwer möglich, da einerseits ein hoher Aufwand in der Begleitung der TeilnehmerInnen zu leisten ist und andererseits nur eine begrenzte Anzahl von PatientInnen für ein solches Programm zur Verfügung stehen. Schließlich sollte die Teilnahme der PatientInnen an einem solchen Programm freiwillig erfolgen, und nicht alle PatientInnen sind dazu bereit. Bei einer Ausweitung auf alte Menschen mit Bedarf für palliative Behandlung in Pflegeheimen könnten jedoch viele StudentInnen und Auszubildende verschiedener Professionen am Programm teilnehmen und evtl. nebenbei für die alten, oft einsamen PflegeheimbewohnerInnen ein willkommener Austausch und eine Abwechslung vom Alltag sein. Diese Idee ist eine Anregung für meine Arbeit mit der Ausbildung in Palliative Care in Bergen und bedarf weiterer Diskussionen.

3.1.5.3 Curriculum Sterbebegleitung bei Demenz

Das Konzept „Mit-Gefühlt“ ist ein Curriculum zur Begleitung Demenzkranker in ihrer letzten Lebensphase der Bundesarbeitsgemeinschaft Hospiz e.V. (2004). Das Curriculum umfasst 32 Unterrichtseinheiten (UE) á 45 Minuten und ist primär als Aufbauausbildung für HospizhelferInnen gedacht, die bereits einen 100stündigen HospizhelferInnenkurs und mindestens 20 Stunden Praxis absolviert haben. Es umfasst einfach gehaltene Informationen zu den Themen Demenz, Schmerz und Kommunikation mit dementen Menschen und besteht aus 10 Modulen (eine Übersicht über die Inhalte der Module findet sich im Anhang). Obwohl dieses Konzept eigentlich für HospizhelferInnen gedacht ist, könnte es auch vielen professionellen HelfernInnen wie Pflegepersonal, ÄrztInnen und Anderen Basisinformationen zu diesem Themenkomplex geben. Diese Inhalte sollten (evtl. modifiziert und verkürzt) in die Palliative Care Ausbildungen für alle professionellen HelferInnen aufgenommen werden. Alle in diesem Bereich Tätigen sollten die Grundprinzipien der Begleitung schwerkranker oder sterbender dementer Menschen kennen.

3.1.5.4 Palliative Care – Lehren, Lernen, Leben

Als Resultat einer Zusammenarbeit zwischen der Deutschen Gesellschaft für Palliativmedizin und der Bundesarbeitsgemeinschaft Hospiz ist das Konzept Palliative Care – Lehren, Lernen, Leben. „Handreichung Palliative Care und

Hospizarbeit für die Ausbildung zur Alten-, Gesundheits- und Krankenpflege"[36] entstanden. Über die Internetseiten der beiden Gesellschaften können Handreichungen und Arbeitsblätter zu Themen von Palliative Care kostenlos heruntergeladen und für Unterrichtszwecke genutzt werden. Die Themen umfassen ein breites Spektrum; eine Liste der Themen findet sich im Anhang. Alle Themen werden unter vier Perspektiven erschlossen:

1. Fachliche Kompetenz
2. Organisatorische Kompetenz
3. Kommunikative Kompetenz
4. Persönliche Kompetenz

Eingesetzt werden können die Handreichungen im schulischen Bereich, der praktischen Ausbildung, in Qualitätszirkeln und der Ausbildung ehrenamtlicher HelferInnen. Es ist nicht als geschlossenes Ausbildungskonzept gedacht, sondern soll ein Fundus frei zugänglicher Bausteine für Lehren und Lernen in Palliative Care sein. Dieser Ansatz bietet fachlich fundierte und gut vorbereitete Lehr- und Lernhilfen, und man kann ihn einer breiten Schar von NutzerInnen empfehlen. Die Stärke des Konzepts liegt in der freien Zugänglichkeit und der Möglichkeit, aktuelle Themen am Arbeitsplatz unter Zuhilfenahme der Handreichungen fachlich fundiert zu diskutieren. Da die einzelnen Kapitel im Internet frei zugänglich sind, können sie laufend aktualisiert und ergänzt werden. Dieses Material könnte z.B. auch von Multiplikatoren in Altenheimen eingesetzt werden, ohne dass diese viel Zeit für die Vorbereitung des Unterrichts investieren müssen. Meines Erachtens ist dieses Konzept eine intelligente Lösung zur Verbreitung von Fachwissen in Palliative Care. Es erfüllt die Forderung von Lang et al. nach frei zugänglichen Arbeitsmaterialien zu Palliative Care (vgl. Lang et al 2006). Das Konzept besitzt ein großes Potential, wirklich viele Menschen zu erreichen. Um die weitere Verbreitung zu gewährleisten, müsste der Bekanntheitsgrad dieses Angebots noch erhöht werden. Eine Ausweitung und Erweiterung auf alle Bereiche von Palliative Care von solchen kostenlosen und frei zugänglichen Materialien kann die weitere Verbreitung palliativen Gedankengutes in der Zukunft wesentlich vereinfachen.

3.1.5.5 Projektwerkstatt Implementierung

Die Projektwerkstatt Implementierung (PWI) ist ein Beratungsmodell zur Implementierung von Hospizkultur und Palliative Care in Alten- und Pflegehei-

[36] Palliative Care – Lehren, Lernen, Leben. „Handreichung Palliative Care und Hospizarbeit für die Ausbildung zur Alten-, Gesundheits- und Krankenpflege". www.dgpalliativmedizin.de/ag-pf_lehren.html (25.07.2008)

men.[37] In der Regel sollten zwei Personen aus derselben Institution daran teilnehmen, welche die Aufgabe haben, palliative Projekte an ihrem eigenen Arbeitsplatz zu implementieren. Die Dauer dieser Projekte variiert zwischen ein bis zwei Jahren. In einem Zusammenarbeitsprojekt von Mediacion und dem Bildungszentrum Schlump des Deutschen Roten Kreuzes in Hamburg kann man über einen 160-stündigen Palliative Care Basiskurs und die Teilnahme an einer Projektwerkstatt von 16-18 Tagen (130 Seminareinheiten) als Palliativkoordinator/-in zertifiziert werden. Einrichtungen können dann ein Zertifikat „Palliativkompetentes Pflegeheim/Palliativkompetenter Pflegedienst“ erlangen. Bislang ist eine solche Zertifizierung jedoch noch ohne Bedeutung für Pflegeheime, da sie keine finanziellen oder sonstigen Vorteile mit sich bringt. Ob eine solche Zertifizierung sinnvoll und erstrebenswert ist, wird zur Zeit in Fachkreisen diskutiert. Eine Zertifizierung erscheint mir persönlich nur dann sinnvoll, wenn sie nicht nur als Wettbewerbsvorteil dient, sondern wirklich der nachhaltigen Implementierung von Palliative Care im Alltag in Alten- und Pflegeheimen dient. Hierzu schreibt Kittelberger (2007, S. 395):

> „Wir werden in den nächsten Jahren eine Diskussion erleben, in der bei der Refundierung von spezialisierter Palliativversorgung auch die PWI eine Rolle spielt. Manch eine Einrichtung wird sich um die Erstattung der geleisteten Palliativversorgung bemühen und dabei darauf berufen, mittels Teilnahme an der PWI Palliative Care implementiert zu haben. Wie uns dies bei der Gestaltung der zukünftigen Projektwerkstätten beeinflusst, ist noch offen und ein weites Feld.“

3.2 Was kennzeichnet die derzeit vorhandenen Ausbildungsangebote?

Es existiert eine Vielfalt von unterschiedlichsten Ausbildungsangeboten in Palliative Care und Palliativmedizin. Die meisten Angebote sind bisher nur für Angehörige spezifischer Berufsgruppen, wie z.B. Pflegepersonal, ÄrztInnen etc., zugänglich. Allerdings gibt es interprofessionelle/interdisziplinäre Angebote sowohl im Bereich der Basiskurse (vgl. Tab. 2 im Anhang), als auch der universitären Ausbildung (vgl. Tab. 4 im Anhang). Die Basiskurse haben meist einen zeitlichen Umfang von 40-160 Stunden/Unterrichtseinheiten. Die einzelnen Angebote lassen sich i.d.R. nur schwer vergleichen, u.a. aufgrund von unterschiedlichen Begriffsbezeichnungen von Inhalten oder fehlenden Angaben zum Umfang der einzelnen Unterrichtsanteile. Eine große Variationsbreite zeigt sich ins-

[37] Mehr Informationen hierzu unter www.mediacion.de/angebote/palliativprojekte (13.07.2008) sowie Alsheimer, M. (2007): Herausforderung der Zukunft – Implementierung von Palliativversorgung und Hospizarbeit im Alten- und Pflegeheim. www.stmas.bayern.de/pflege/dokumentation/ftiw-alsheimer.pdf (25.07.2008)

besondere bei der Ausbildung und Bezeichnung von MedizinerInnen und Pflegepersonal als Palliative Care – Fachleute.

3.2.1 Werden die Themen Alter und Demenz berücksichtigt?

In nationalen und internationalen Empfehlungen zur Ausbildung in Palliative Care finden Alter und Demenz leider keine Erwähnung (vgl. Tab. 1 im Anhang). Die ersten Ausbildungskonzepte und Curricula für Palliative Care waren sehr stark auf die Versorgung krebskranker, und oftmals jüngerer PatientInnen im erwerbsfähigen Alter ausgerichtet. Dort finden sich die Themen Alter und Demenz in der Regel nicht (vgl. Tab 2 im Anhang). In den existierenden Weiterbildungen für ÄrztInnen zur Erlangung einer Zusatz- oder Facharztbezeichnung in Palliativmedizin kommen Alter und Demenz lediglich ansatzweise, oder aber überhaupt nicht vor (vgl. Tab 3 im Anhang). Mit dem Aufkommen des öffentlichen Diskurses um die Notwendigkeit und um die Formen von palliativer Versorgung für alte und demente Menschen sind diese mehr ins Blickfeld von Palliative Care und Palliativmedizin geraten, und die Themen Alter und Demenz wurden zumindest in einigen Konzepten integriert (vgl. Tab. 2 und Tab. 4 im Anhang). Dies hat dazu beigetragen, dass es mittlerweile sogar einige Konzepte mit spezieller Ausrichtung auf in der Altenpflege tätige MitarbeiterInnen gibt (vgl. Tab. 2 im Anhang). Eine in dieser Hinsicht positive Entwicklung ist die Einbeziehung von Alter und Demenz im Rahmen von kurzen Einführungskursen wie dem multiprofessionellen Crashkurs Palliative Care für StudentInnen des Instituts für Ethik und Kommunikation im Gesundheitswesen, Universität Witten/Herdecke oder dem Mini-Kurs Palliative Care für MedizinstudentInnen am Bergen Rotes Kreuz Pflegeheim (vgl. 3.1.5.1).

3.3 Welche Lernformen werden angewandt?

Die meisten Ausbildungskonzepte in Palliative Care zielen auf das Erlernen und Aneignen von Wissen, Haltungen und Fertigkeiten ab. Der Erwerb von Kenntnissen, die Entwicklung von Haltungen und die Verbesserung von Fähigkeiten in Palliative Care kann durch Kleingruppenarbeit, Rollenspiele, Vorlesungen und praktische Erfahrungen in einem Hospiz geschehen (Charlton und Ford 1995). Für den Unterricht des Basiscurriculums Palliative Care nach Kern et al. (1996) wird eine Vielfalt von Methoden empfohlen:

- Vortrag
- Plenumsgespräch
- Problembestimmung und Problemzuordnung
- Kleingruppenarbeit
- Kasuistiken

- Analysen von audio-visuellen Materialien (Film, Video...)
- Besuche entsprechender Einrichtungen
- Rollenspiele
- Körperarbeit (Massage...)
- Kurzmeditationen (vor Arbeitsbeginn)
- Entspannungsübungen
- Phantasiereisen

Die ReferentInnen sollen dabei die Methoden selbst auswählen, ein häufiger Methodenwechsel wird empfohlen.

Die Deutsche Gesellschaft für Palliativmedizin legt neben der Vermittlung von Fachkenntnissen Wert auf die Weiterentwicklung der Einstellung und Haltung der KursteilnehmerInnen. Als dazu geeignete Lehrmethoden in den Basiskursen für MedizinstudentInnen und ÄrztInnen werden Vorlesungen, Kleingruppenarbeit an Fallbeispielen und angeleitete Reflexion empfohlen. (Deutsche Gesellschaft für Palliativmedizin 2002 und 2003).

Einen differenzierten Einsatz von Lehrmethoden, wie beschrieben von Kern, Thomas und Howard in Bezug auf Lernziel und -inhalt findet sich bei den Empfehlungen der European Association for Palliative Care (2007). Unterteilt werden die angewandten Methoden in:

- Methoden zum Erwerb kognitiver Inhalte (Wissen)
    - Problemorientiertes Lernen
    - Kleingruppenarbeit
    - Vorlesungen
    - Rollenspiele
- Methoden zum Erwerb psychomotorischer Fertigkeiten (und Können)
    - Praktische Erfahrung (unter Supervision)
    - Simulationen (z. B. Patientendarsteller, Rollenspiele)
    - Audiovisuelle Evaluation von Fertigkeiten
- Methoden zum Erwerb von affektiven Inhalten (Haltung)
    - Lernen in der Praxis mit nachfolgender Diskussion
    - Vorbilder
    - Rollenspiele
    - Supervision (individuell und in der Gruppe)

Die Storyline-Methode[38] ist ein narrativer Unterrichtsansatz, bei dem eine Geschichte über einen längeren Zeitraum entwickelt wird. Die Storyline ist gleichsam ein roter Faden, der sich durch den Unterricht zieht. Das Thema unterteilt sich analog zu einer Geschichte in mehrere Kapitel. Die kreative Mitarbeit der TeilnehmerInnen spielt dabei eine wichtige Rolle. Sie sollen mit Kopf, Herz und Hand lernen. Diese Methode wird im Kurs „Palliative Praxis" der Robert Bosch Stiftung eingesetzt (Klapper et al. 2007).

Zusammenfassend erscheinen Methoden wie Kleingruppenarbeit, Rollenspiele, Fallgeschichten (und auch die Storyline-Methode), Reflexion und Supervision am besten geeignet für die Aus- und Fortbildung in Palliative Care. Die praktische Teilnahme und aktives Engagement der TeilnehmerInnen wirken sich hierbei positiv auf Motivation und Lernerfolg aus (Ferris et al. 2001, Klapper et al. 2007). Damit das Erlernte und die gewonnenen Erkenntnisse aus Ausbildung und Reflexion zur Veränderung von Verhalten im Berufsalltag führen, sind zusätzlich zur Weiterbildung in Kursen begleitete Praxis und Lernen anhand von Vorbildern nötig. Wissen allein ist nicht ausreichend um Veränderungen zu erreichen (vgl. Ferris 2001).

3.4 Welche Lerninhalte sind notwendig?

Dass es einen großen Bedarf für die Verbesserung der Ausbildung in Palliative Care gibt, ist nicht neu (vgl. Charlton und Ford 1995). Die wichtigsten Inhalte sind gute Kommunikation und Symptomkontrolle.

Weitere Themen sind nach Charlton und Ford 1995:

- Haltung gegenüber dem Tod
- Das Überbringen schlechter Nachrichten
- Anerkennung von Palliative Care als Philosophie und Grundhaltung
- Psychologische Aspekte
- Trauer

Palliative Care lässt sich allerdings nicht allein durch Vermittlung von Faktenwissen erlernen. Verschiedene AutorInnen haben auf die Wichtigkeit der drei Teilbereiche Haltung/Einstellung, Fertigkeiten und Wissen hingewiesen (MacDonald et al. 1991, Kern et al. 1996). Das bedeutet, dass die Reflexion eigener Praxis, eigener Vorstellungen und Werte und nicht zuletzt der eigenen Einstellung gegenüber Tod und Sterben ein wichtiger Bestandteil der Ausbildung sein sollte.

---

[38] Mehr Informationen unter www.storyline-methode.de (11.06.2008)

Die Durchsicht und der Vergleich der oben vorgestellten Empfehlungen, Konzepte und Curricula (vgl. Tab. 1-4 im Anhang) hat zur folgenden Liste von wichtigen und oft vermittelten Lerninhalten in Palliative Care geführt:

- Symptomlinderung
    - Schmerz
    - Übelkeit/Erbrechen
    - Atemnot
    - Obstipation
    - Verwirrtheit
- Kommunikation
- Grundlagen von Palliative Care
- Ethik und ethische Entscheidungsfindung
- Teamarbeit
- Psychosoziale und spirituelle Aspekte
    - Psychische Reaktionen
    - Das System Familie
    - Kulturelle Aspekte
- Reflexion
    - Eigene Einstellung zu Tod und Sterben
- Trauer

Die o.g. Liste enthält dabei lediglich die am häufigsten vorkommenden und für essentiell erachteten Themen. Die Bedeutung und Wichtigkeit der ausgewählten Themen wird auch in wissenschaftlichen Untersuchungen bestätigt. Die wichtigsten Themen in der Betreuung Sterbender sind laut einer Befragung von Pflegepersonal in australischen Pflegeheimen u.a. Schmerztherapie, psychosoziale und spirituelle Bedürfnisse des Patienten und Kommunikation (mit PatientInnen, deren Familien, KollegInnen, ÄrztInnen), aber auch die Unsicherheit darüber, was die beste Fürsorge für die PatientInnen ist (Phillips et al. 2007). ÄrztInnen mit Zusatzausbildung in Palliativmedizin an der Universität von Wales erachten die Themen Kommunikation, Schmerztherapie, multiprofessionelle Teamarbeit, psychologische Reaktionen auf Krankheit und Verlust/Trauer als wichtigste Lerninhalte (Rawlinson und Finlay 2002).

Meiner Meinung nach kann die obige Liste ein guter Ausgangspunkt für zukünftige Curricula und Ausbildungskonzepte sein. Mit Blick auf Aus- und Fortbildungskonzepte in Palliative Care für alte und demente Menschen sollten in Ergänzung dazu die in Kapitel 2 herausgearbeiteten Besonderheiten wie häufige

Multimorbidität alter Menschen, erschwerte Kommunikation und Notwendigkeit zur ethischen Entscheidungsfindung für nicht-entscheidungsfähige Patienten/Bewohner unbedingt integriert werden. Aufgrund der steigenden Anzahl alter und dementer Menschen wäre es angebracht diese Besonderheiten in alle Palliative Care Ausbildungen einzubeziehen, um eine flächendeckende Ausbreitung von Palliative Care zu erreichen.

3.5 Was braucht Lernen in Palliative Care?

Das Lernen und Lehren im Bereich Palliative Care bietet einige spezielle Herausforderungen und wirft viele Fragen auf. Diese sind unter anderem: Ist Lernen und Lehren hier ein anderes Lernen als in herkömmlichen Bereichen? Wie sollte Lernen im Bereich Palliative Care aussehen? Wie kann die Verbindung von Theorie und Praxis erreicht werden? Wie sollte eine Kursgruppe zusammengesetzt sein? Wie kann die berufliche Erfahrung der TeilnehmerInnen genutzt und diese aktiv beteiligt werden? Die häufig betonte zentrale Bedeutung der Haltung der einzelnen HelferInnen in Palliative Care führt zwangsläufig auch zur Frage: Wie lernt man eine Haltung?[39] Man könnte auch fragen: Ist es überhaupt möglich, eine Haltung durch aktives Bemühen oder Lernen im Rahmen eines Palliative Care Kurses zu erwerben, oder geht es dort vielleicht eher um die Reflexion bereits erworbener Haltungen, Einstellungen oder Wertvorstellungen? Muss nicht das Bemühen aller Beteiligten dem Verstehen des Standpunktes des jeweils anderen gelten, sowie dem Gelingen einer gemeinsamen Kommunikation? Im Weiteren wird eine Annäherung an einige dieser Fragen versucht.

Die 6 grundlegenden Prinzipien von Palliative Care (nach Heller 2007) radikale Betroffenenorientierung, Interdisziplinarität, Interprofessionalität, Interorganisationalität, Interreligiösität und Interkompetenzen sollten in der Ausbildung in Palliative Care beinhaltet sein. Die Lernziele für die Ausbildung in Palliative Care werden von vielen AutorInnen in die Bereiche Wissen, Haltung/Einstellung und Fertigkeiten/Können unterteilt (MacDonald et al. 1991, Kern et al. 1996, European Association for Palliative Care 2007). Der Unterricht für alle Themen sollte in drei Teile gegliedert sein, in der Reihenfolge: 1. Basiswissen, 2. Einstellung (Haltung, Glaubenssätze, Werte), 3. Fertigkeiten/Können. Hauptziel der Ausbildung ist, den TeilnehmerInnen Handlungsmöglichkeiten zu erschließen. Möglicherweise sei es jedoch sinnvoller Haltungen zu vermitteln. Fertigkeiten werden als „sich aus der Haltung ableitende Handlungsmöglichkeiten“ betrachtet (Kern et al. 1996, S. 142f).

Darauf aufbauend lässt sich der Kompetenzerwerb in Palliative Care durch mein folgendes Modell darstellen (Abb. 2). Um wirkliche Kompetenz in Pallia-

---

[39] Heller, A. (2008): Seminar Palliative Care im Alter und bei demenzkranken Menschen. Im rahmen des Internationalen Masterstudiengang MAS Palliative Care am IFF, Wien, 30.06.2008

tive Care zu erlangen, muss man sich Kompetenzen in den 3 verschiedenen Bereichen Haltung, Wissen und Fertigkeiten erarbeiten.

Abb. 2: Die drei Teilbereiche des Kompetenzerwerbs in Palliative Care

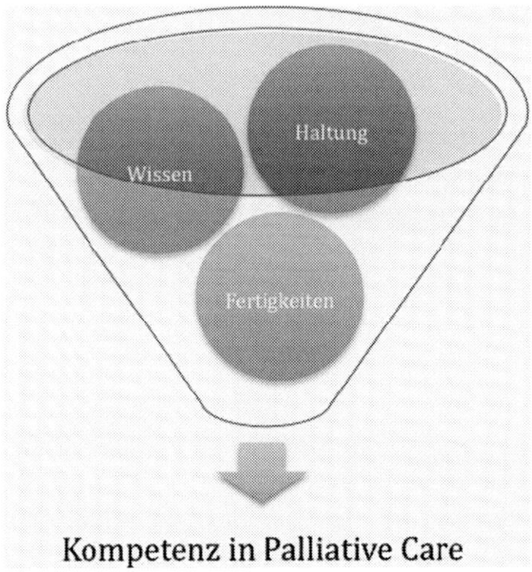

Hierbei können nicht alle Kompetenzen in Kursen in herkömmlicher Weise gelernt werden. Im Folgenden möchte ich einige meiner Meinung nach für das Lernen von Palliative Care enorm wichtige Begriffe und Bereiche hervorheben:

3.5.1 Haltung

Der Haltung kommt in Palliative Care eine besondere Bedeutung zu. Viele im Bereich Palliative Care Arbeitende bezeichnen sie als die wichtigste Grundlage ihrer Arbeit. Allerdings ist der Begriff der Haltung äußerst komplex und wird verschieden interpretiert und ausgelegt. Synonyme für Haltung sind u.a. Benehmen, Einstellung, Beherrschung und Charakterfestigkeit[40]. Die Grundhaltung professioneller HelferInnen in Palliative Care besteht aus Authentizität, zeigt sich in Beziehungen zu anderen und erfordert einen hohen Grad an Wahrneh-

[40] nach Grosses Wörterbuch Synonyme (1996), Köln: Buch und Zeit Verlagsgesellschaft mbH

mungsfähigkeit (nach Simon et al.[41]). Die hierzu erforderlichen Kompetenzen und Fertigkeiten des Helfers sind Aufmerksamkeit/Wahrnehmungsfähigkeit, aktives zuhören, sich einlassen, Raum geben, loslassen können und wechseln können zwischen Nähe und Distanz. Die Entwicklung der Grundhaltung eines Menschen wird u.a. beeinflusst durch das eigene Erleben von Grenzen, tiefem Bewegtsein sowie dem Lernen durch Rollenmodelle (vgl. Simon et al.). Zum Thema Haltung schreiben Heller und Knipping (2006, S. 41-42):

> „So löst die Haltung in Palliative Care zugleich eine Resonanz zur Kultur in Palliative Care aus, welche sich in der Personenkultur und Organisationskultur auch darin erschließt, Schmerz und umfassendes Leiden erträglicher werden zu lassen, indem sie in ein sinnvolles Umfeld integriert, im Leben und Sterben als Herausforderung erkannt und gewürdigt werden können, um den betroffenen Menschen zu ermöglichen, ihr eigenes Erleben darin entsprechend verantwortlich zu gestalten."

Zur Haltung in Palliative Care gehört untrennbar auch die Reflexion der eigenen Haltungen, Wertvorstellungen und des eigenen Sterbens (vgl. Heller und Knipping 2006). Haltung ist meiner Ansicht nach die Basis von der aus der weitere Wissenserwerb und das Erlangen von Fertigkeiten erst erfolgen können. Gerade der Bereich der Haltung ist eng mit der Persönlichkeit und dem bisherigen Erleben, sprich der individuellen Lebenserfahrung eines jeden Menschen verknüpft. Daher braucht es meiner Auffassung nach Reflexion, Supervision und Austausch mit anderen, um im Zusammenhang mit Lernen und Erfahren in der Praxis neue Erkenntnisse zu erlangen und bisherige Einstellungen und Haltungen zu überprüfen und ggf. zu verändern.

Zum Erlernen von Haltung (vgl. 3.3) können Lernen in der Praxis mit nachfolgender Diskussion, Vorbilder, Rollenspiele und Supervision (individuell und in der Gruppe) hilfreich sein (European Association for Palliative Care 2007). Daneben braucht es aber auch begleitete Praxis. Lernen in Palliative Care muss durch Vorbilder, Praxis und Reflexion der Praxis erfolgen (vgl. Ferris 2001, European Association for Palliative Care 2007). Kurse und Lehrgänge können diese Lernweise begleiten, aber nicht gänzlich ersetzen. Um dies in die Praxis umzusetzen halte ich die Betreuung im Arbeitsumfeld vor Ort durch MentorInnen mit fundierter Ausbildung in Palliative Care für wichtig. Vielleicht

[41] Simon, S./ Ramsenthaler, C./ Geiss, G.: (2008) Core Attitude of Professionals in Palliative Care. Gewann den 1. Posterpreis für eine Posterpräsentation auf dem 5. Research Forum des EAPC in Trondheim 2008. www.dgpalliativmedizin.de (07.10.2008)

kann diese Lernform mit Praxisbegleitern in der Altenhilfe durch Multiplikatoren mit 160 Stunden (oder mehr) Ausbildung geleistet werden.

3.5.2 Interdisziplinarität und Interprofessionalität

Lernen in Palliative Care sollte interprofessionell erfolgen. Dies erfordert, dass die Teammitglieder voneinander lernen und Respekt vor den Fähigkeiten der anderen Berufsgruppen zeigen sollten (Calman et al. 2005). Teamarbeit kann durch lernen in Gruppen und durch aktive Lernmethoden wie problemorientiertes Lernen gefördert werden (vgl. Schweizerische Gesellschaft für Palliative Medizin, Pflege und Begleitung 2002, National undergraduate multidisciplinary palliative care curriculum for health professionals). Es gilt insbesondere, Einblick in die Sicht- und Herangehensweise der anderen Berufsgruppen zu bekommen und diese verstehen zu lernen. Die Beteiligten sollen imstande sein, Dinge auch mit verschiedenen „Brillen", d.h. aus verschiedenen Perspektiven und mit verschiedenen Vorannahmen betrachten zu können. Dies fördert das Verstehen der anderen Professionen und verbessert die Arbeit als Team. Eine wirklich gute und effektive Zusammenarbeit wird erst durch das Kennen der Stärken und Schwächen der anderen Teammitglieder ermöglicht.

Meine persönlichen Erfahrungen aus dem interdisziplinären und interprofessionellen Palliative Care Basiskurs am IFF haben dies bestätigt. Im Zuge einer schriftlichen Gruppenarbeit zum Thema Kommunikation mit dementen Menschen unter Mitarbeit von KollegInnen aus Medizin, Pflege und Seelsorge haben wir erst einmal eine gemeinsame Sprache finden müssen, um konstruktiv zusammenarbeiten zu können. Erst danach konnten wir eine Arbeit aus interprofessioneller Sicht schreiben und auch veröffentlichen (Bollig, Jung-Henckel und Fuchs-Hlinka 2007). Interprofessionelle/interdisziplinäre Gruppenarbeit, Diskussionen und Rollenspiele sollten daher wichtige Bestandteile aller Ausbildungen in Palliative Care sein.

3.5.3 Reflexion und Supervision

Reflexion der eigenen Einstellungen, Werte und des eigenen Tuns ist ein Muss und dient sowohl der persönlichen Weiterentwicklung als auch dem Verstehen und dem Respektieren von anderen Meinungen und Wertvorstellungen.

> „Palliative Care als Haltung meint auch, als Person in einen Prozess der Reflexion des eigenen Lebens einzutreten, in dem Sterben und Endlichkeit, Abschied und Trauer Themen werden können und zwar so, dass Gedanken gefühlt und Gefühle gedacht werden." (Heller und Knipping 2006, S. 42)

Wie bereits unter 3.5.2 erläutert sind Reflexion und Supervision unabdingbare Hilfsmittel zur Arbeit mit Haltung und der Persönlichkeit jedes Einzelnen. Sie sollte daher einen festen Platz in allen Aus- und Fortbildungen in Palliative Care haben.

3.5.4 Humor

Arbeiten in Palliative Care bedeutet, sich mit ernsten Themen und belastenden Arbeitssituationen tagtäglich auseinandersetzen zu müssen. Humor kann in schwierigen Gesprächen entkrampfend wirken und kann helfen, die notwendige Distanz zu schaffen und sollte daher „als lerntheoretische Grundlage" berücksichtigt werden. ReferentInnen in Palliative Care sollten „Humorfähigkeit" besitzen (Kern et al. 1996).

Die Bedeutung von Humor im Umgang mit Kranken, Schwerkranken und Sterbenden ist spätestens seit dem Film Patch Adams[42] einer breiten Öffentlichkeit bekannt. In der Folge hat auch die Popularität von sogenannten Klinik-Clowns, für die es mittlerweile eigene Ausbildungen gibt, stark zugenommen. Patch Adams meint, dass Gesundheit auf Humor basiert, wie in folgendem Zitat zum Ausdruck kommt:

> „Health is based on happiness – from hugging and clowning around to finding joy in family and friends, satisfaction in work, and ecstasy in nature and the arts." (Adams und Mylander 1998, S. 1)

Die meisten PatientInnen und Angehörigen schätzen, meiner Erfahrung als Palliativmediziner nach, die Einbeziehung von Humor in ernsten Gesprächen über schwere Erkrankungen und Tod. Humor und manchmal auch ein passender Witz können eine schwierige Situation auflockern und das Gespräch darüber erträglicher werden lassen. Ich erinnere mich an eine gemeinsame Visite mit Stein Husebø bei einem alten, über 90 Jahre alten Patienten, in dessen Verlauf es unter anderem um das Essen auf der Palliativstation ging. Auf die Bemerkung des Patienten, dass ihm das Essen nicht schmecken würde, fragte Stein Husebø: „Sollen wir den Koch erschießen?" Daraufhin lachte der im Sterben liegende Mann herzlich und mit ungeahnter Heftigkeit. Husebø betrachtet Humor als bedeutsamen Teil der Kommunikation mit Schwerkranken.

[42] Der Film "Patch Adams – Ein Doktor mit Herz" mit Robin Williams in der Hauptrolle, Universal Studios 1999

Hierzu schreibt er:

> „Humor ist sowohl bei Kindern und Erwachsenen eine Hilfe bei der Bewältigung einer schweren Krankheit. Der Begriff „Galgenhumor“ entspricht der Wirklichkeit. Das Lachen bedeutet jetzt mehr als im „normalen“ Leben; es kann eine unerträgliche Situation oder einen schlechten Tag erträglicher gestalten.“ (Husebø und Klaschik 2000, S. 121-122)

Humor ist meiner Meinung nach ein wichtiger Faktor sowohl in der Ausbildung, als auch im täglichen Arbeiten in Palliative Care. Humor kann sowohl Pausen vom unerträglichen Alltag schaffen als auch das Vertrauen und die Beziehung zwischen Behandelnden und PatientInnen stärken. Humor in Palliative Care findet sich mittlerweile sogar vereinzelt als Thema in der Ausbildung von Pflegekräften (vgl. Adriaansen und Frederiks 2002).

3.6 Welche Bedeutung hat die Kommerzialisierung der Ausbildung in Palliative Care?

Die Forderung nach frei zugänglichen Lehrmaterialien für die Aus-, Fort- und Weiterbildung in der Palliativversorgung findet sich bei Lang et al. (2006, S. 1153):

> „Der steigende Bedarf nach palliativmedizinischen Lehrveranstaltungen im Medizinstudium, in der Pflegeausbildung sowie im Rahmen verschiedenster Fortbildungen kann nur gedeckt werden, wenn Lehrende auf frei zugängliche Arbeitsmaterialien zurückgreifen können, um ihre Veranstaltungen ökonomisch und zugleich fundiert vorbereiten zu können.“

Als Beispiele für solche Entwicklungen nennen Lang et al. u.a. die Handreichung Palliative Care für die Pflegeausbildung der Deutschen Gesellschaft für Palliativmedizin und der Bundesarbeitsgemeinschaft Hospiz, das Curriculum Mit-Gefühlt für den Umgang mit Demenzkranken am Lebensende der Bundesarbeitsgemeinschaft Hospiz und das Curriculum Palliative Praxis der Bosch Stiftung. Damals war den AutorInnen wahrscheinlich nicht bewusst, dass die Moderatoren des Konzepts Palliative Praxis nach Abschluss ihrer Ausbildung einen

Lizenzvertrag abschließen müssen[43], um entsprechende Kurse durchführen zu dürfen. Die Kosten für die Ausbildung belaufen sich dabei auf 1650 Euro, über evtl. folgende Lizenzgebühren fehlt jegliche Information. Dagegen kann die Handreichung Palliative Care für die Pflegeausbildung kostenlos aus dem Internet heruntergeladen und das Curriculum Mit-Gefühlt für 23,90 Euro über den Hospizverlag bezogen werden.

Auf meine Anfrage im Zusammenhang mit dieser Masterarbeit bezüglich Zusendung von mehr Information zum Curriculum Palliative Praxis oder Zusendung eines Exemplars des Handbuchs zum Lehrgang antwortete die Robert Bosch Stiftung folgendes:[44]

> „Aus Gründen der Qualitätssicherung geben wir das Curriculum nur an Personen aus, die sich als Dozenten im Rahmen einer Schulung qualifiziert haben, und bitten um ihr Verständnis. Qualifizierungskurse führt die von uns beauftragte HomeCare Akademie in Langenargen am Bodensee durch.“

Ob diese Geheimhaltung des Curriculums Palliative Praxis nur der Qualitätssicherung dient, oder ob sich hier auch finanzielle Interessen mit dem Auftrag der Verbreitung palliativen Wissens vermischen, ist unklar. Ein offenerer Umgang mit Wissen um Palliative Care wäre jedoch wünschenswert, um die Verbreitung zu verbessern und zu beschleunigen.

Private Firmen wie z.B. Mediacion haben sich bereits auf die Vermittlung von Wissen und die Implementierung von Palliative Care spezialisiert. Hier gibt es Angebote vom Basiskurs bis hin zu Zertifikaten als „Palliativkoordinator/-in“ oder „Palliativkompetentes Pflegeheim“ (In Zusammenarbeit mit dem Deutschen Roten Kreuz, siehe auch 3.1.5.5). Der Begriff Projektwerkstatt Implementierung PWI ist bereits ein geschütztes Warenzeichen. [45]

Zusammenfassend sollte meiner Meinung nach Wissensvermittlung in Palliative Care eine öffentliche Aufgabe der Gesellschaft sein und sollte daher primär kostenlos sein oder ggf. über eine angemessene Aufwandsentschädigung finanziert werden. Keinesfalls jedoch sollte Wissen um Palliative Care monopolisiert werden, den Hauch von Geheimwissen bekommen oder durch hohe Kursgebühren für potentiell Interessierte nur bedingt erschwinglich sein. Palliative Care Wissen sollte auch Allgemeinwissen sein. Es gehört daher in alle Bereiche

---

[43] vgl. allgemeine Geschäftsbedingungen für den Lehrgang „Moderatorenschulung Curriculum Palliative Praxis“, www.palliative-praxis.org (26.07.2008)

[44] Persönliche Mitteilung der Robert Bosch Stiftung via Email vom 12.06.2008

[45] www.mediacion.de/angebote/palliativprojekte/produkt-informationen/zeitablauf.html (13.07.2008)

unserer modernen Bildungsgesellschaft und müsste folglich bereits in die Allgemeinwissensvermittlung in der Schule integriert werden. Die Verbreitung von Palliative Care in Fachkreisen und der gesamten Bevölkerung sollte meines Erachtens von öffentlichen Institutionen (wie z.B. der Bundeszentrale für gesundheitliche Aufklärung) und gemeinnützigen Institutionen (wie z.B. den Hilfsorganisationen Rotes Kreuz u.a.) betrieben werden.

Im Sinne der marktwirtschaftlichen Vielfalt sollten private Anbieter hieran teilhaben können, jedoch niemals eine Monopolstellung in diesem sensiblen Bereich der Wissensvermittlung innehaben dürfen. Zertifizierte Abschlüsse im Rahmen von Palliative Care sollten einheitliche Bezeichnungen haben (wie z.B. Basiskurs Palliative Care o.ä.), um die Vergleichbarkeit von Abschlüssen zu erreichen. In einem vereinten Europa sind in ganz Europa geltende Bezeichnungen und Ausbildungen wünschenswert. Der Gebrauch von geschützten Warenzeichen scheint mir hier absolut fehl am Platz.

Kostenlose und frei zugängliche Informationen via Internet könnten in der Zukunft möglicherweise eine zentrale Rolle spielen. Schon jetzt gibt im Internet frei zugängliche Informationen und Anweisungen für die Symptomlinderung von Palliativpatienten, z.B. vom Kompetenzzentrum für palliative Behandlung in Bergen und der Sunniva Klinik Bergen in Norwegen[46]. Den Ansatz der Implementierung von Palliative Care in die Altenhilfe und die gesamte Bevölkerung mittels Verbreitung von palliativem Wissen kann man als Allgemeinwissen-Ansatz bezeichnen (vgl. auch 2.4).

3.7 Was kann man von anderen Bereichen lernen? - Erste Hilfe und Notfallmedizin als Beispiel

Meiner Ansicht nach kann man für die Aus- und Fortbildung in Palliative Care einiges aus dem Bereich der Ersten Hilfe und der Notfallmedizin lernen. Wichtige Aspekte für einen solchen Vergleich sind Standardisierung und flächendeckende Ausbildung sowohl professioneller Helfer als auch interessierter Laien.

Da die Hospizbewegung aus dem Engagement in der Bevölkerung entstanden ist, muss man interessierte Laien als bedeutenden Teil von Palliative Care und Hospizarbeit ansehen. Möglicherweise findet sich hier ein großes, bislang unbeachtetes Potential, welches durch aktive Öffentlichkeitsarbeit geweckt werden kann. Könnte evtl. ein Kurs in Palliative Care für alle Menschen zur weiteren Verbreitung von Palliative Care und Hospizidee in der Bevölkerung beitragen?

---

[46] www.helse-bergen.no/avd/lindrendebehandling/medikamentskrin_symptomlindring (05.08.2008)

3.7.1 Ausbildung in Notfallmedizin für Personal im Gesundheitswesen

Für ÄrztInnen, Krankenpflegepersonal und RettungsdienstmitarbeiterInnen gibt es ein standardisiertes Kursprogramm für die Versorgung von Patienten mit akuten lebensbedrohlichen Erkrankungen (Advanced Life Support = ALS). Dieses Konzept wurde zuerst in den U.S.A. entwickelt, ist aber seit vielen Jahren auch in Europa etabliert. Seine Notwendigkeit erwuchs aus dem dringenden Bedarf der Verbesserung und Standardisierung der Versorgung von NotfallpatientInnen anhand klarer und relativ einfacher Richtlinien. AusbilderInnen und Auszubildende aus verschiedenen Professionen sollen in den Kursen zusammenkommen. Die Kurse bestehen aus Theorie- und Praxisteil und werden mit einer schriftlichen und praktischen Prüfung abgeschlossen. MitarbeiterInnen verschiedener Professionen aus Rettungsdienst, Notaufnahme und anderen Bereichen lernen gemeinsam im Team, wobei auch ein Rollenwechsel durchaus möglich ist. Für MitarbeiterInnen im Rettungsdienst und Notaufnahmen in den U.S.A. sind diese Kurse obligatorisch und müssen in regelmässigen Abständen wiederholt werden. Das Nichtbestehen des Kurses kann zum Verlust des Arbeitsplatzes führen. Die Advanced Life Support Kurse der American Heart Association (AHA) und des European Resuscitation Council beruhen auf einem Konsens von ExpertInnen des International Liaison Committee on Resuscitation (ILCOR), welches seit 1993 besteht. So wird die Überführung neuer wissenschaftlicher Erkenntnisse in die praktische Arbeit in der Notfallmedizin gesichert (Nolan 2005). In der Anfangsphase der Einführung von ALS in Deutschland im Jahre 2001 gab es Konfrontationen der Hierarchieebenen des deutschen Gesundheitswesens. Ich habe in dieser Zeit u.a. die Weigerung eines Chefarztes erlebt, von einem Krankenpfleger praktisch geprüft zu werden.

Die europaweite Verbreitung dieser Kurse hat zur Standardisierung der Versorgung von Notfallpatienten wesentlich beigetragen. Die norwegische Stiftung BEST[47] hat durch Training von interprofessionellen Behandlungsteams in den Akutaufnahmen norwegischer Krankenhäuser entscheidend zur Verbesserung der Versorgung schwerverletzter PatientInnen beigetragen. Hierbei üben die Teams in simulierten Fällen mit VerletztendarstellerInnen im eigenen Krankenhaus das Zusammenspiel bei der Versorgung Schwerverletzter. Dabei werden Filmaufnahmen gemacht und das Vorgehen anhand der Videoaufnahmen hinterher mit dem gesamten Team diskutiert, wodurch in der Regel die Teammitglieder selbst Vorschläge zur Verbesserung ihrer eigenen Arbeitsweise machen. Krankenhäuser, welche dem BEST-Netzwerk angehörten, hatten signifikant häufiger klare Routinen und Kriterien für die Einberufung des Traumateams als andere Krankenhäuser (Brattebø 2001). Der Lerneffekt beruht dabei auf dem besseren Verständnis der Rollen der anderen Teammitglieder und der Stärkung des Team-Bewusstseins.

---

[47] BEST steht für Bedre & systematisk traumebehandling = Bessere und systematischere Behandlung von Schwerverletzten, Übersetzung: Georg Bollig

Versucht man diese Vorgehensweise in den Bereich Palliative Care zu übertragen, bedeutet dies, dass man ALLE im Bereich Altenhilfe tätigen MitarbeiterInnen gemeinsam in Palliative Care schulen sollte. Auch hier erscheint das Lernen im Team wichtig für das Verständnis der anderen Beteiligten und zur Förderung des interprofessionellen Austausches. Eine gesetzliche Verpflichtung zur Schulung ALLER in der Altenhilfe Tätigen könnte die Einführung von Palliative Care in die Regelversorgung stärken und beschleunigen. Wichtig erscheint dabei allerdings ein maßvoller Umgang mit den Ressourcen Zeit und Geld. Die Notfallmedizin könnte hier mit ihrem zweitägigen ALS-Kurs richtungsweisend sein. Die Begrenzung auf unbedingt notwendige Inhalte und eine kurze Ausbildungszeit von 1-2 Tagen könnten die flächenhafte Verbreitung palliativen Gedankengutes erheblich erleichtern. Eine Verkürzung der Ausbildungsdauer eines Basiskurses in Palliative Care von 40 auf 20 Stunden könnte die Kosten halbieren; respektive könnten doppelt so viele TeilnehmerInnen mit dem gleichen Zeit- und Geldaufwand ausgebildet werden. Angesichts des riesigen Bedarfs sollte dieser Lösungsansatz dringend öffentlich diskutiert werden.

3.7.2 Erste Hilfe Ausbildung für breite Bevölkerungsschichten

In den Gesundheitswesen und Bildungssystemen vieler Länder gibt es Bestrebungen und Versuche, große Teile der Bevölkerung in Erster Hilfe auszubilden. FührerscheinbewerberInnen in Deutschland müssen z. B. zur Erlangung der Fahrerlaubnis einen Kurs in Sofortmaßnahmen am Unfallort nachweisen. In deutschen Schulen wird Erste Hilfe an einigen Schulen im Fach Biologie unterrichtet, ist jedoch nicht überall Pflicht im Rahmen der normalen Schulausbildung. Seit mehr als 15 Jahren gibt es Bestrebungen, bereits im Vorschulalter mit der Erste Hilfe Ausbildung zu beginnen. In einigen Regionen Deutschlands gibt es bereits spezielle Kursangebote für Kindergartenkinder. Erste Konzepte für Erste Hilfe Kurse für Kindergartenkinder wurden von der Johanniter Unfallhilfe in Deutschland erprobt und später auch von anderen Anbietern erfolgreich umgesetzt.[48] Eine Pflicht zum Besuch eines Auffrischungskurses in Erster Hilfe nach Absolvierung der normalen Schulzeit und Erlangung des Führerscheins gibt es bisher nicht, obwohl dies Hilfsorganisationen und Fachgesellschaften schon seit vielen Jahren fordern. D.h. viele junge Erwachsene besitzen ein minimales Basiswissen im Bereich Erste Hilfe, frischen dieses aber im späteren Lebenslauf i.d.R. nicht mehr auf. Oft mangelt es allerdings trotz vorhandenem Basiswissen an der Motivation, dieses Wissen in die Tat umzusetzen.

Beachtliche Erfolge in der Verbreitung von Erster Hilfe und der Motivation Erlerntes auch tatsächlich anzuwenden, wurden in der amerikanischen Stadt Seattle erzielt. Durch hervorragende Öffentlichkeitsarbeit und Anbieten von ca. zweistündigen Mini-Erste Hilfe Kursen konnten breite Bevölkerungskreise er-

[48] Bollig. G. (2003): "Førstehjelpsopplæring av barn i 5-8 års alderen." Vortrag auf dem 6. skandinavischen HLR-Kongress, Stavanger, September 2003

reicht und in Herz-Lungen-Wiederbelebung ausgebildet werden. Dies führte dazu, dass die Überlebenswahrscheinlichkeit im Falle eines Herzstillstandes in Seattle wesentlich höher ist als in anderen Städten auf der Welt. Daraus entstand der Slogan:

> „If you have to have a heartattack, have it in Seattle.“[49]

Tatsächlich liegt die Überlebensrate für einen Herzstillstand in Seattle und King County bei beachtlichen 46 % im Vergleich zu 6-10 % im Rest der Vereinigten Staaten. Erreicht wurde dies nur durch das Zusammenkommen von fachlicher Expertise, Aufklärungsarbeit und dem Willen sowie der Teilnahmebereitschaft breiter Bevölkerungsschichten. Seit 1971 wurden durch das sogenannte „Medic II program“ 771000 Menschen in Seattle und King County in lebensrettenden Maßnahmen und Herz-Lungen-Wiederbelebung geschult, jedes Jahr kommen ca. 12000-13000 neue dazu. Die Schulungen erfolgen durch Feuerwehrleute/RettungsassistentInnen des örtlichen Rettungsdienstes.[50] Ich selbst konnte im Jahre 1994 an einem solchen Kurs in Seattle teilnehmen und war erstaunt über die aktive Teilnahme von Menschen aus unterschiedlichsten sozialen Schichten. Herz-Lungen-Wiederbelebung wurde in den U.S.A. regelrecht zum Volkssport (Fertig 1993). Mittlerweile gibt es europäische Richtlinien und Kurse in diesem Bereich. Diese wurden vom European Resuscitation Council, dem Europäischen Wiederbelebungsrat erarbeitet und werden von den nationalen Fachgesellschaften der verschiedenen Länder umgesetzt und in der Bevölkerung verbreitet.

Aus meiner Erfahrung als ärztlicher Schulleiter von „ayudamos“, einer privaten Schule für Gesundheitsbildung[51], weiß ich, dass viele Menschen eher einen zweistündigen Mini-Kurs an einem Abend besuchen, als sich auf einen klassischen, mehrere Abende dauernden Erste Hilfe Grundkurs einzulassen. Zur Zeit gibt es eine gemeinsame Kampagne des deutschen Automobilclubs ADAC und der großen deutschen Hilfsorganisationen (Arbeiter Samariter Bund, Deutsches Rotes Kreuz, Deutsche Lebens-Rettungs-Gesellschaft, Malteser Hilfsdienst und Johanniter Unfall-Hilfe) mit dem Motto „Fit in Erster Hilfe“, welche von Ex-Formel-1-Weltmeister Michael Schumacher unterstützt wird. „Es ist die größte Erste-Hilfe-Aktion, die es je gab.“[52] In zwei 90-minütigen Auffrischungskursen sollen hierbei die wichtigsten Erste Hilfe Maßnahmen aufgefrischt werden. Solche vergleichsweise kurzen und wenig Zeit erfordernden Angebote tragen dazu

---

[49] Safer, M. (1974): Zitat aus einer Reportage der amerikanischen Fernsehsendung 60. Minutes, www.mediconefoundation.org/facts/did-you-know.htm (24.07.2008)

[50] Mehr Informationen unter www. Seattle.gov/fire/medics/medicTwo.htm (24.07.2008)

[51] vgl. Kopie der Informationsbroschüre von "ayudamos" im Anhang

[52] ADAC-motorwelt 5/2008, S. 42-48 und ADAC-motorwelt 7/2007, S. 40-41; mehr Informationen unter www.adac.de/erstehilfe

bei, einen wesentlich größeren Anteil der Bevölkerung zu erreichen und zu schulen. Die Erfahrungen aus Seattle zeigen, dass solche Programme auch zur Motivationsstärkung beitragen, erlerntes Wissen auch in die Tat umzusetzen. Motivation wiederum ist der wichtigste Faktor, um bereits erlerntes Wissen dann auch in einer aktuellen Situation wirklich in eine praktische Handlung umzusetzen.

Versucht man diese Vorgehensweise in den Bereich Palliative Care zu übertragen, bedeutet dies einen Bedarf für gute Aufklärungsarbeit und Verbreitung von Basiswissen um Palliative Care. Die zwei wichtigsten Strategien, um möglichst viele Menschen als KursteilnehmerInnen zu gewinnen und die zeitliche und finanzielle Belastung gering zu halten, sollten dabei Vereinfachung der Lehrinhalte und Verkürzung der Unterrichtsdauer sein. Vielleicht sollte man in Zukunft sowohl Erste Hilfe als auch Letzte Hilfe zu verpflichtenden Schulfächern machen und (evtl. sogar obligatorische) Auffrischungskurse für alle Erwachsenen anbieten.

3.8 Resümee

Ausgangspunkt für die Betrachtungen dieses Kapitels waren die Fragen, ob in den bereits existierenden Konzepten und Curricula zur Aus- und Weiterbildung in Palliative Care die Belange alter und dementer Menschen in ausreichendem Maße berücksichtigt werden und welche Voraussetzungen und Bedingungen das Lernen in Palliative Care braucht.

Es wird im Allgemeinen anerkannt und akzeptiert, dass Palliative Care interprofessionell und interdisziplinär sein muss, und daher auch die Aus- und Fortbildung interprofessionell und interdisziplinär erfolgen sollte. In der aktuellen Praxis finden sich dagegen in aller Regel berufsgruppenspezifische Aus- und Weiterbildungsangebote. Allerdings gibt es mittlerweile auch einige interprofessionelle Angebote, und es hat den Anschein als würde die Popularität von interprofessioneller Ausbildung unter den TeilnehmerInnen steigen.

In den existierenden interprofessionellen und berufsgruppenspezifischen Aus- und Fortbildungsangeboten in Palliative Care werden die Belange alter und dementer Menschen bisher nur ausnahmsweise berücksichtigt. Allerdings gibt es auch hier Ausnahmen mit speziellem Fokus auf alte und demente Menschen und die Altenhilfe. Aber auch hier fehlt zuweilen die Interdisziplinarität und Interprofessionalität, wie z.B. in den speziellen Kursen in Palliative Care für Pflegende in Alten- und Pflegeheimen. Aufgrund des zu erwartenden Anstieges der Anzahl von alten und dementen Menschen in der Bevölkerung brauchen wir mittelfristig spezielle Angebote für Personal in der Altenhilfe und speziell in Pflegeheimen, langfristig sollten die Themenkreise Alter und Demenz jedoch in alle Palliative Care Ausbildungen als fester und unabdingbarer Bestandteil integriert werden.

Lernen und Lehren in Palliative Care braucht Reflexion eigener Werte und Haltungen sowie Interdisziplinarität und Interprofessionalität. Hierzu erscheinen aktivierende Lernmethoden wie Kleingruppenarbeit, Rollenspiele, Reflexion/Supervision am besten geeignet zu sein. Daneben ist auch begleitete und reflektierte Praxis von essentieller Bedeutung.

Was können wir denn nun aus dem Bereich Notfallmedizin/Erste Hilfe lernen? Der Vergleich der im Ausgangspunkt verschiedenen Bereiche Palliative Care und Notfallmedizin/Erste Hilfe eröffnet neue Perspektiven für die Aus- und Weiterbildung. Neben gut strukturierten und kurzen Einführungskursen für professionelle Helfer könnte ein Kursangebot in Letzte Hilfe für die breite Masse möglicherweise zur Sensibilisierung für dieses Thema und zu einer flächendeckenden Verbreitung palliativen Gedankengutes führen. Fortbildungskurse sollten so kurz wie möglich sein und nur unbedingt notwendiges Faktenwissen vermitteln. Diese Auffassung teilen auch Ferris et al. (2001):

> „...focus on what they need to know in the shortest time possible-ruthlessly exclude the extraneous."

Uber die reine Vermittlung von Faktenwissen ist die Motivation, sich mit dem Thema und seinen eigenen Wertvorstellungen auseinanderzusetzen, die Reflexion und ggf. Änderung eigener Haltungen Ziel solcher Angebote. Diese Ideen werden in Kapitel 4 aufgenommen und weitergeführt werden.

4. Perspektiven für die Aus- und Weiterbildung in Palliative Care für alte und demente Menschen in der Zukunft

Der Bedarf an palliativer Versorgung alter und dementer Menschen ist enorm und die Implementierung von Palliative Care in das Gesundheitswesen, und besonders in die Altenhilfe, sollte aufgrund des demographischen Wandels dringend vorangetrieben werden (vgl 2.1).

Gute Hospizkultur im Pflegeheim beinhaltet sowohl Standardisierung als auch Individualisierung.[53] Meiner Ansicht nach bedeutet dies, Standardisierung mit Augenmaß einzuführen und niemals die Individualität und die Wünsche des einzelnen Menschen aus dem Auge zu verlieren. Der einzelne Mensch sollte selbst bestimmen dürfen, anstatt sich einem „qualitätskontrollierten Sterben“ unterwerfen zu müssen. Das bedeutet im Grunde die Standardisierung der Berücksichtigung individueller Wünsche und Wertvorstellungen, d.h. es sollte Standard sein, dass der einzelne Mensch entsprechend seiner Wünsche versorgt wird, im Sinne der radikalen PatientInnenorientierung.

Damit eng verbunden ist die Frage nach dem „guten Sterben“, welche eher individuell als kollektiv zu beantworten ist. D.h. für mich konkret, es sollten durch einen interdisziplinären und interprofessionellen Diskurs Standards für ein gemeinsames Basiswissen und eine gemeinsame Sprache geschaffen werden. Nach Ansicht von Pleschberger (2005) ist für die Integration von Palliative Care in Pflegeheimen eine Verknüpfung von Wissen aus Palliative Care und Hospizarbeit mit dem aus Geriatrie und Gerontologie wünschenswert. Zur MitarbeiterInnenqualifizierung in Pflegeheimen bedarf es einer „möglichst niederschwelligen Aufbereitung entsprechender Inhalte“ (Pleschberger 2005, S. 86). Ein Beitrag und Anlass zur weiteren öffentlichen Diskussion soll diese Arbeit und die hier vorgestellten Modelle und Kurskonzepte sein.

Denkt man über die Zukunft der Aus- und Fortbildung in Palliative Care nach, so ergeben sich mehr Fragen als Antworten. Einige der aus meiner Sicht wichtigsten Fragen in diesem Zusammenhang sollen im Weiteren näher beleuchtet und diskutiert werden.

---

[53] Heller, A. (2008): Palliativversorgung im Alter bei chronischen Erkrankungen. Vortrag auf dem 11. Hildegard Burjan-Symposium: Hospizkultur und Mäeutik - offen sein für Leben und Sterben. Wien, 27.05.2008

4.1 Brauchen wir andere oder neue Konzepte?

Meiner Meinung nach brauchen wir dringend neue Konzepte in der Aus- und Fortbildung in Palliative Care für alte und demente Menschen. Allerdings erscheint es mir dafür nicht notwendig, alle bisherigen Konzepte über Bord zu werfen; sie sollten jedoch um die wichtigen Inhalte für alte und demente Menschen ergänzt werden. Im Grunde sollten alle Palliative Care Ausbildungen zukünftig die Themen Multimorbidität, erschwerte Kommunikation und Notwendigkeit zur ethischen Entscheidungsfindung für nicht-entscheidungsfähige Personen beinhalten. Eine Diskussion der speziell in der Altenhilfe bedeutsamen Begriffe Würde und Respekt könnte dies sinnvoll ergänzen.

Um auf den derzeit bestehenden, akuten Bedarf speziell in der Altenhilfe zu reagieren, braucht es meiner Auffassung nach einen interprofessionellen Basiskurs in Palliative Care für alte und demente Menschen. Zielgruppe dieses Kurses sollten alle in der Altenhilfe und dem Gesundheitswesen tätige MitarbeiterInnen sein. Um eine möglichst flächendeckende Verbreitung von Palliative Care zu ermöglichen, sollte ein solcher Kurs so kurz wie möglich gehalten sein. Die derzeit angebotenen Basiskurse in Palliative Care umfassen i.d.R. 40 Unterrichtsstunden oder mehr. Dies ist im Sinne einer gründlichen Ausbildung selbstverständlich noch zu wenig, aber zu viel und zu kostenintensiv, um eine flächendeckende Verbreitung palliativen Wissens und palliativer Praxis gewährleisten zu können. Eine Verkürzung des Basiskurses könnte die Zahl der TeilnehmerInnen wesentlich erhöhen und damit zu einer besseren Durchdringung mit Palliative Care in der Altenhilfe führen. Ein Basiskurs mit ca. 20 Stunden könnte ein solches niederschwelliges Ausbildungsangebot für EinsteigerInnen aus der Altenhilfe sein. Im Vergleich zu einem 40- oder gar 160-stündigen Basiskurs könnte man mit dem nahezu gleichen finanziellen Aufwand doppelt oder gar achtmal mehr Personen in den Grundlagen von Palliative Care ausbilden.

Wie bereits unter 3.7.2 beschrieben könnten Konzepte wie z.B. ein Kurs in Letzte Hilfe für weite Bevölkerungskreise und die Einbeziehung von Palliative Care Themen in den Schulunterricht die flächendeckende Verbreitung von Palliative Care und Hospizgedanken fördern.

Das Zusammenspiel beider oben genannten Konzepte könnte den Bekanntheitsgrad von und das Wissen um Palliative Care in der Altenhilfe und der gesamten Bevölkerung stark erhöhen (vgl. Allgemeinwissen-Ansatz unter 4.1.1). Möglicherweise kann eine verstärkte Nachfrage von PatientInnen und deren Angehörigen nach Palliative Care im Sinne marktwirtschaftlicher Regulationsmechanismen langfristig auch zu einem verbesserten Angebot führen. Eine verstärkte Nachfrage ist jedoch leider noch keine Garantie für eine Qualitätsverbesserung und zieht möglicherweise sogar gegenteilige Effekte nach sich. Ob dies zutrifft, bleibt allerdings abzuwarten. Parallel zu Angeboten für EinsteigerInnen aus der Altenhilfe und die ganze Bevölkerung muss jedoch die weitere Professionalisierung der MitarbeiterInnen in der Altenhilfe und dem gesamten Gesundheitswesen einhergehen. Auf dem Minimalwissen aufbauend brauchen wir weiterführende Aus- und Fortbildungen für professionelle HelferInnen in der Altenhilfe. Hierzu wird ein Stufenmodell des Kompetenzerwerbs in Palliative Care vorgestellt (vgl. 4.1.2).

4.1.1 Der Allgemeinwissen-Ansatz und die „Chain of Palliative Care"

Mehrere unterschiedliche Ansätze der Implementierung von Palliative Care in der Altenhilfe sind in der Literatur beschrieben (vgl 2.4 und Heller, Wegleitner und Heimerl 2007). Ein auf Qualifizierung durch Aus- und Weiterbildung des Personals in Pflegeeinrichtungen ausgerichteter Ansatz ist der Expertenwissen-Ansatz. Ziel dieses Ansatzes ist eine Qualitätsverbesserung ohne Strukturveränderung. Der Expertenwissen-Ansatz wurde zur Implementierung von Palliative Care z.B. an der Abteilung für Palliativmedizinische Geriatrie am Geriatriezentrum Wienerwald in Wien und dem Roten Kreuz Pflegeheim Bergen, Norwegen angewandt (Heller und Wegleitner 2006). Meine persönlichen Erfahrungen mit der aktuellen Situation am Roten Kreuz Pflegeheim in Bergen, an dem ich seit mehreren Jahren beschäftigt bin, zeigt leider, dass in Zeiten von Einsparungen Palliative Care besonders gefährdet ist. Dies betrifft u.a. die Abwanderung von in Palliative Care qualifiziertem Personal. Schwachpunkt des Expertenwissen-Ansatz ist daher nach meiner Auffassung die Kopplung der Kompetenz und Qualifikation an einzelne Personen. Beim Weggehen dieser Personen verliert eine Einrichtung ohne Veränderung der Organisationskultur automatisch ihre palliative Kompetenz, zumindest aber Teile davon.

Um eine weitere Verbreitung zu ermöglichen, muss Palliative Care sich wandeln, weg vom Expertenwissen und hin zum Allgemeinwissen. Die Ausbildung für ALLE mit alten und dementen Menschen Beschäftigten sowie der gesamten Bevölkerung kann man als Allgemeinwissen-Ansatz bezeichnen, der im Gegensatz zum Expertenwissen-Ansatz, Wissen um Palliative Care in kollektives Allgemeinwissen zu überführen sucht. Die Einwirkung des Allgemeinwissen-Ansatzes erfolgt primär auf der individuellen Ebene durch Wissensvermittlung und Beeinflussung der Haltung aller Menschen, zielt jedoch langfristig auf die Durchdringung aller anderen Ebenen, der organisationalen Ebene, der kommunalen Versorgungsebene, der gesundheitspolitischen und der gesellschaftspolitischen Ebene (zu den unterschiedlichen Interventionsebenen vgl. Heller, Wegleitner und Heimerl 2007, S. 354).

Der von mir vorgestellte Allgemeinwissen-Ansatz basiert auf der Aus- und Fortbildung sowohl von MitarbeiterInnen in der Altenhilfe und des Gesundheitswesens, als auch der gesamten Bevölkerung. Ziel ist die Verbreitung palliativen Gedankengutes in der gesamten Bevölkerung.

Die Verbreitung von Wissen um Palliative Care und end of life care in der Öffentlichkeit ist eine große Herausforderung.

Dazu schreibt Singer (2003, S. 173):

> „Today, the challenge is to develop systematic and comprehensive information on the quality of end of life care at the population level.“

Hierzu können meiner Meinung nach Einführungskurse in Letzte Hilfe und die Integration von Themen der Palliative Care in den Unterricht der allgemeinbildenden Schulen beitragen. Hilfreich zur flächendeckenden Verbreitung von Palliative Care könnten u.a. auch via Internet frei zugängliche Informationen und Unterrichtsmaterialien sein. Auf lange Sicht könnte dies dazu beitragen, die Palliative Care und Hospice-Philosophie in den Haltungen der gesamten Bevölkerung zu verankern. Palliative Care sollte also zu den geistigen und moralischen Grundlagen unserer modernen Gesellschaft werden. Ein wünschenswertes Resultat dieser Bemühungen wäre eine breite politische Einigkeit über die Notwendigkeit und die Priorität von Palliative Care, welche Finanzierung und Implementierung wesentlich rascher als derzeit voranbringen könnte.

Wie bereits in der Einleitung erwähnt, fordern die führenden internationalen Organisationen IAHPC, WPCA und EAPC die Anerkennung von Palliative Care und Schmerztherapie als Menschenrechte.[54] Eine Anerkennung des Anspruchs auf Palliative Care und Schmerztherapie als grundlegende Menschenrechte hätte positive Folgen für die vielen alten und dementen Menschen, die bislang hoffnungslos unterversorgt mit qualifizierter Palliative Care und Schmerztherapie sind.

Wenn dies gelingen würde könnten Bedürftige in der Zukunft darauf zählen, überall Palliative Care zu erhalten, unabhängig von Wohnort oder finanzieller Lage. Anstelle der Suche nach geeigneten Orten mit palliativer Versorgung im Sinne von „The best places to die“ (Singer 2003) könnte dann ein Slogan wie:

> „If you need palliative care, you can get it everywhere“

treten.

Betrachtet man Palliative Care im Vergleich mit Notfallmedizin und Erste Hilfe, kann man in Analogie zur Chain of Survival (der sogenannten Rettungskette, Abb. 3) die palliative Versorgung als Chain of Palliative Care oder Kette der Palliativversorgung auffassen und darstellen (Abb. 4).

---

[54] www.hospicecare.com/resources/pain_pallcare_hr (15.08.08)

Abb. 3: Chain of Survival – Die Rettungskette (nach Nolan 2005):

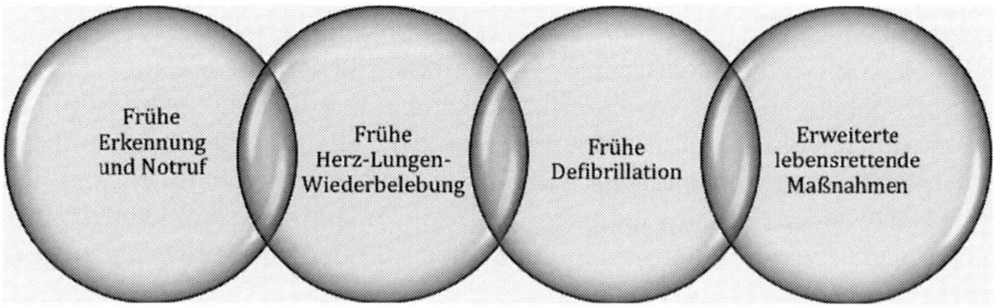

Abb. 4: Chain of Palliative Care - Die Kette der Palliativversorgung

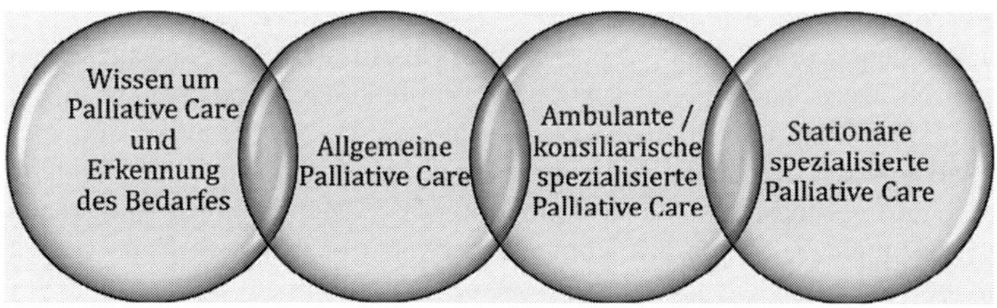

Das Bild der Kette verdeutlicht, dass ein enger Zusammenhang und eine nahe Zusammenarbeit der einzelnen Teile gegeben sein müssen, um eine optimale Versorgung von allen Palliative Care benötigenden Menschen zu gewährleisten.

Die gesamte Bevölkerung sollte ein Minimalwissen in Palliative Care haben, um den Bedarf erkennen zu können und -soweit möglich und erwünscht- an der Palliativversorgung von Familienangehörigen, Freunden, Nachbarn etc. mitwirken zu können. Allgemeine Palliative Care sollte von allen professionellen HelferInnen im Gesundheitswesen beherrscht und in deren Arbeitsalltag integriert werden (vgl. Cairns and Yates 2003). Dies umfasst meiner Ansicht nach z.B. die Betreuung schwerkranker und sterbender PatientInnen zuhause oder im Heim durch HausärztInnen, Pflegepersonal und andere. Alle AllgemeinmedizinerInnen und SpezialistInnen aller medizinischen Fachgebiete sollten Basiskenntnisse in Palliative Care besitzen (European Parliament 2008). SpezialistInnen für Palliative Care sollten ambulant und/oder konsiliarisch die Versorgung in schwierigen Fällen und Problemen unterstützen und beratend helfen. Dies könnte z.B. durch ambulante Palliative Care Teams, eine Poliklinik für Palliative Care im Krankenhaus oder niedergelassene SpezialistInnen für Palliative Care erfolgen. Wichtig ist dabei natürlich, soweit erforderlich und möglich, die interdisziplinäre/interprofessionelle Zusammenarbeit aller an der Palliativversorgung von PatientInnen Beteiligten. Einheiten für stationäre spezialisierte Palliative Care, wie z.B. Hospize oder Palliativstationen, sollten PatientInnen aufnehmen und betreuen, wenn deren Palliativversorgung zuhause oder im Heim nicht (mehr) ausreichend gesichert werden kann.

Sowohl in der Rettungskette, als auch in der Kette der Palliativversorgung kommt den LaienhelferInnen, wie z.B. Angehörigen, FreundInnen, und den „erstversorgenden" professionellen HelferInnen wie z.B. ÄrztInnen und Pflegepersonal eine entscheidende Bedeutung zu. Sie sollen nämlich sofort notwendige Hilfe leisten und den Bedarf an mehr qualifizierter Hilfe erkennen können. Analog zum Notruf der Rettungskette sollten die allgemeine Pallitive Care Leistenden bei Bedarf die nächste Ebene informieren und um Hilfe bitten können.

4.1.2 Stufenmodell des Kompetenzerwerbs in Palliative Care

Legt man den vorgestellten Allgemeinwissen-Ansatz als Ausgangspunkt zugrunde und berücksichtigt internationale Empfehlungen und Trends in der Aus- und Fortbildung in Palliative Care, ergibt sich die Notwendigkeit für modulare und auf die Bedürfnisse der jeweiligen Zielgruppe maßgeschneiderte Aus- und Fortbildungsangebote in Palliative Care. Meiner Auffassung nach brauchen wir mehrere Stufen des Kompetenzerwerbs in Palliative Care. Hierzu müssen die Modelle der European Association for Palliative Care und der Schweizerischen Gesellschaft für Palliative Medizin, Pflege und Begleitung angepasst und erweitert werden.

Das in Abb. 5 dargestellte Stufenmodell des Kompetenzerwerbs in Palliative Care stellt diese Überlegungen bildlich dar. Das Modell enthält sechs Ausbildungsstufen. Stufe 1 wäre dabei das Allgemeinwissen um Palliative Care in der Bevölkerung, welches bereits in der Schule und in freiwilligen Abendkursen erworben werden kann (Allgemeinwissen-Ansatz). Aufbauend darauf können Interessierte und MitarbeiterInnen im Gesundheitswesen und der Altenhilfe ihr Wissen und ihre Kompetenz in Palliative Care stufenweise verbessern.

Abb. 5: Stufenmodell des Kompetenzerwerbs in Palliative Care

Stufe 6:
- Universitäre Weiterbildung mit Mastergrad (MAS/MSc) oder Doktorgrad in Palliative Care
- für Personen mit Leitungsfunktion oder ForscherInnen in Palliative Care

Stufe 5:
- Spezialisierte Fachweiterbildung in Palliative Care/ Palliativmedizin
- für ÄrztInnen, Pflegepersonal, etc.
- Interprofesionell/interdisziplinär, evtl. mit berufsgruppenspezifischen Teilen

Stufe 4:
- Interprofessioneller/interdisziplinärer Kurs: 160 Stunden
- für MitarbeiterInnen im Gesundheitswesen und der Altenhilfe, die regelmäßig mit PalliativpatientInnen und Sterbenden zu tun haben

Stufe 3:
- Interprofessioneller/interdisziplinärer Basiskurs: 40 Stunden
- für MitarbeiterInnen im Gesundheitswesen und der Altenhilfe, die häufiger mit PalliativpatientInnen und Sterbenden zu tun haben (Pflegepersonal, ÄrztInnen, SeelsorgerInnen, SozialarbeiterInnen etc.)

Stufe 2:
- Interprofessioneller/interdisziplinärer Basiskurs: 20 Stunden
- für ALLE MitarbeiterInnen im Gesundheitswesen und der Altenhilfe (Pflegepersonal, ÄrztInnen, SeelsorgerInnen, SozialarbeiterInnen etc.)

Stufe1:
- Schnupperkurs für ALLE Menschen: 2-4 Stunden
  - Zielgruppe ist die gesamte Bevölkerung
  - für MitarbeiterInnen im Gesundheitswesen (Pflegepersonal, ÄrztInnen etc.)
  - für alle Interessierte, z.B. PatientInnen, Angehörige, etc
  - Integration in die allgemeine Schulausbildung aller Menschen
  - (evtl. in Biologie als Unterricht über Leben und Sterben; "Der Tod als normaler Bestandteil des Lebens")

Die einzelnen Stufen könnten als Module konzipiert aufeinander aufbauen. Abschlüsse sollten europaweit (evtl. sogar international) gelten und die Freizügigkeit in Ausbildung und Beruf erleichtern.

Nationale und internationale Fachgesellschaften wie z.B. die Bundesarbeitsgemeinschaft Hospiz, die DGP, EAPC etc. sollten meines Erachtens eine solche Gestaltung der Palliative Care Ausbildung in Arbeitsgruppen diskutieren, um eine europaweite Standardisierung und Vergleichbarkeit der Ausbildungen in Zusammenarbeit mit der Politik zu ermöglichen. In Tab. 5 (siehe Anhang) wurden diese Stufen in eine an die Ausbildungsniveaus der EAPC angelehnte Fassung eingeordnet.

4.1.3 Interprofessioneller Basiskurs Palliative Care für alte und demente Menschen (für MitarbeiterInnen in der Altenhilfe)

Im Folgenden sollen die meiner Ansicht nach vorrangigen Inhalte und Rahmenbedingungen für ein interprofessionelles Kurskonzept für in der Altenhilfe beschäftigte MitarbeiterInnen skizziert werden. Um möglichst viele Menschen fortzubilden, sind eine Straffung der Inhalte und Begrenzung der Kursdauer notwendig (vgl. vorherige Kapitel). Wie bereits oben erwähnt halte ich die Verkürzung der Basisausbildung von Minimum 40 Stunden auf 20 Stunden Ausbildung für ALLE in der Altenhilfe und dem Gesundheitswesen Tätigen mit Hinblick auf eine größere Verbreitung und Sensibilisierung einer breiten Masse für enorm wichtig. In Zeiten mit knappen Ressourcen kann die Halbierung von Kosten, bzw. die Verdoppelung der mit gleichem Aufwand ausgebildeten MitarbeiterInnen ein wesentliches Argument für die Kostenträger sein.

Die heute teilweise vorzufindende Diskrepanz in der Ausbildung in Palliative Care zwischen ungelernten MitarbeiterInnen in der Altenhilfe und ehrenamtlichen HospizhelferInnen mit 120-stündiger Ausbildung bedarf der umgehenden Verbesserung und Professionalisierung ALLER in der Altenhilfe Tätigen. Ein erster Schritt in diese Richtung wäre die verpflichtende Weiterbildung in Palliative Care für alte und demente Menschen mit mindestens 20 Stunden für ALLE in der Altenhilfe Tätigen. Die 20 Unterrichtseinheiten könnten entweder kompakt in zwei Tagen absolviert oder aber aufgeteilt werden auf zweieinhalb bis drei Tage. Eine weitere Unterteilung in einzelne Module erscheint mir wenig sinnvoll. Für einen zweitägigen Kurs könnte der Ablauf eines Kurstages wie folgt aussehen:

- 9:00 - 12:00 4 UE
- 13:00 - 16:00 4 UE
- 16:30 - 18:00 2 UE

Andere Zeitaufteilungen sind natürlich möglich und sollten lokalen Gegebenheiten und Vorlieben in größtmöglichem Ausmaß angepasst werden.

Die Vollständigkeit und das Streben nach einer perfekten Ausbildung sollten in der Basisausbildung in Palliative Care gegenüber Motivation und Sensibilisierung in den Hintergrund treten. Sind Menschen erst einmal interessiert und motiviert, können sie -je nach Hintergrund und Wunsch- weitergehende Ausbildungen ergänzen (vgl. Abb. 5).

Aufgrund der Kürze der gesamten Ausbildungszeit ist meiner Auffassung nach eine Kombination von kurzen Vorlesungen oder Impuls-Vorträgen (von ca. 20-25 Minuten) mit anschließender Diskussion, Gruppenarbeit, Reflexion/Supervision oder Rollenspiel am besten geeignet. Wichtig ist die möglichst aktive Teilnahme aller KursteilnehmerInnen. Hierzu wäre auch die Diskussionsmöglichkeit eigener Erfahrungen oder Kasuistiken zu berücksichtigen.

Palliative Care für alte und demente Menschen bedarf neben den in vielen derzeit vorhandenen Curricula und Kurangeboten bereits enthaltenen Themen der unter 2.2 herausgearbeiteten Inhalte:

- häufige Multimorbidität alter Menschen
- erschwerte Kommunikation (speziell mit dementen Menschen)
- Notwendigkeit zur ethischen Entscheidungsfindung für nicht-entscheidungsfähige PatientInnen/BewohnerInnen

In Ergänzung hierzu scheint mir auch die Diskussion über die Begriffe Würde und Respekt im Zusammenhang mit alten und dementen Menschen von besonderer Bedeutung. Eine Kombination der o.g. Themen mit denen unter 3.4 vorgestellten Inhalten führte zur folgenden Übersicht mit wichtigen Lerninhalten. Die meiner Ansicht nach essentiellen Lerninhalte im Rahmen eines 20 Unterrichtseinheiten umfassenden Basiskurses werden inklusive Unterrichtszeit (angegeben in Unterrichtseinheiten à 45 Minuten) und Gewichtung (angegeben in %) vorgestellt. Im vorgestellten Vorschlag wurde die Ausbildungszeit für Symptomlinderung begrenzt. Hier reicht eine kurze Einführung und Hinweise, wo weiterführendes Wissen gefunden oder gelernt werden kann. Meiner Ansicht nach sind die Themen der alte Mensch, Ethik und Kommunikation die wesentlichsten Inhalte des Konzepts für alte und demente Menschen und beanspruchen daher relativ viel Ausbildungszeit.

Vorschlag für einen Gegenstandskatalog für ein interprofessionelles Basis-Curriculum Palliative Care für alte und demente Menschen:

1. Palliative Care: Grundlagen 1 UE (5%)
    a. Definitionen
    b. Prinzipien
2. Der alte Mensch 2 UE (10%)
    a. Multimorbidität
    b. Herausforderung Demenz
    c. Würde und Respekt
3. Symptomlinderung 6 UE (30%)
    a. Total pain Konzept
    b. Schmerz
    c. Übelkeit/Erbrechen
    d. Atemnot
    e. Obstipation
    f. Verwirrtheit
4. Kommunikation 4 UE (20%)
    a. Kommunikation mit dementen Menschen
    b. Überbringen schlechter Nachrichten
    c. Empathie und aktives Zuhören
5. Teamarbeit und Reflexion 2 UE (10%)
    a. u.a. zur eigenen Einstellung zu Tod und Sterben
    b. Reflexion im Arbeitsalltag
6. Ethik und ethische Entscheidungsfindung 2 UE (10%)
    a. Besonderheiten bei Demenz
    b. Notwendigkeit zur ethischen Entscheidungsfindung für nicht-entscheidungsfähige PatientInnen/BewohnerInnen
7. Psychosoziale und spirituelle Aspekte 3 UE (15%)
    a. Das System Familie
    b. Kulturelle Aspekte
    c. Psychische Reaktionen
    d. Trauer

Einige der obigen Inhalte werden im Folgenden genauer dargestellt und diskutiert. Auf eine Erläuterung zu den üblichen Ausbildungsthemen der Palliative Care wie Grundlagen von Palliative Care, Symptomlinderung und psychosoziale wie spirituelle Aspekte wird verzichtet, da es hier keine wesentlichen Unterschiede zu anderen Bereichen gibt. Multimorbidität und Demenz bei alten Menschen brauchen eine eigene Lehreinheit. Zum Bereich der alte Mensch gehören Multimorbidität, spezielle Herausforderungen bei Demenz und die Diskussion über Würde und Respekt.

Der Begriff der Würde spielt im Alter eine ganz besondere Rolle. Das Umziehen ins Alten- oder Pflegeheim erleben viele alte Menschen als Bedrohung oder Verlust ihrer Würde und Autonomie. Ausführliche Betrachtungen zur Würde von alten Menschen finden sich bei Pleschberger (2005). Die meisten alten Menschen wollen „nur nicht zur Last fallen". Viele sehen die Möglichkeit eines begleiteten Sterbens als würdevolles Sterben an. Würdigende Pflege sollte den PatientInnen das Gefühl vermitteln, keine Belastung zu sein (vgl. Pleschberger 2005). Professionelle HelferInnen in der Altenhilfe sollten auf die Erhaltung der Würde von PatientInnen und BewohnerInnen achten und versuchen, aktiv dafür zu arbeiten. Chochinov hat zum Thema Würde das A,B,C und D der würdeerhaltenden Fürsorge als Lern- und Merkhilfe erstellt. Chochinov (2007) nennt dies „the A,B,C and D of dignity conserving care":

- A - Attitudes (= Haltungen)
- B - Behaviours (= Verhalten)
- C - Compassion (= Mitgefühl)
- D - Dialogue (= Dialog und Kommunikation)

Dieser Ansatz eignet sich meiner Auffassung nach sehr gut als Grundwissen und Diskussionsgrundlage im o.g. Basiskurs mit sehr begrenzter Zeit.

Das Thema Kommunikation sollte meiner Auffassung nach neben Kommunkationstheorien und verbaler/non-verbaler Kommunikation unbedingt auch die Besonderheiten der Kommunikation mit alten und dementen Menschen beinhalten. Damit verknüpft werden sollten die Möglichkeiten zur Verbesserung der Kommunikation mit alten und dementen Menschen (vgl. 2.2.2). Folgende Methoden und Hilfsmittel zur Verbesserung der Kommunikation mit dementen Menschen sollten dabei Berücksichtigung finden und im Rahmen einer kurzen Vorlesung vorgestellt werden: Biografiearbeit, Validation, Basale Stimulation, Marte-Meo-Methode und Hilfsmittel zur Schmerzerfassung (wie z.B. BESD, MOBID etc., vgl. Bollig, Jung-Henkel und Fuchs-Hlinka 2007).

Empathie, die Fähigkeit sich in andere hineinzuversetzen, muss Inhalt von Vorlesungen und praktischen Rollenspielen sein. In Rollenspielen können Empathie schaffende Ausdrucksweisen geübt und ausprobiert werden. Einfache Hilfen mit praktischen Tipps und Redewendungen finden sich z.B. bei Coulehan et al. (2001) und Husebø und Klaschik (2000). Kurse in Kommunikation sind eine effektive Möglichkeit zur Verbesserung der Kommunikationsfertigkeiten von Pflegepersonal in Palliative Care (Wilkinson 2008). Daher muss Kommunikation auch essentieller Lernstoff des Basiskurses sein.

Grundlagen der Ethik und insbesondere Methoden der ethischen Entscheidungsfindung wie z.B. ethische Fallbesprechung, Ethik-Komitee etc. für nicht-entscheidungsfähige Menschen sollten in Vorlesungen und Rollenspielen integriert werden.

Der obige Vorschlag ist von mir als Anlass zur weiteren Diskussion in Fachkreisen (wie z.B. Arbeitsgruppen oder anderen Gremien der DGP, EAPC etc.) und der Öffentlichkeit gedacht.

4.1.4 Letzte Hilfe Kurs für die gesamte Bevölkerung

Ergänzend zu dem unter 4.1.3 vorgestellten Basiskurs könnte ein kurzer Mini-Kurs für die gesamte Bevölkerung zum Thema Palliative Care dazu beitragen, weite Bevölkerungskreise für die Themen Sterben, Tod und Palliative Care zu informieren und zu sensibilisieren.

Eine aktuelle Studie aus Japan hat gezeigt, dass eine einstündige Vorlesung zu Palliative Care die Auffassung und Haltung vieler Menschen zu verändern vermag (Miyashita et al. 2008). Vor der Vorlesung hielten 9% der mittels eines Fragebogens Befragten das Sterben zu Hause für möglich, nachher waren es 34%. Obgleich diese Ergebnisse meiner Meinung nach mit Vorsicht interpretiert werden sollten, geben sie dennoch Anlass, solche Projekte positiv zu betrachten und weiter zu erforschen.

Ein Kurs unter dem Titel Letzte Hilfe könnte Informationen zu Maßnahmen zur Hilfe bei lebensbedrohlichen Erkrankungen mit dem primären Ziel der Linderung und Erhaltung von Lebensqualität geben. Eine einfach zu verstehende Umschreibung von Palliative Care könnte z.B. „Leiden ganzheitlich lindern" sein.

In Anlehnung an die Ausbildung in Erste Hilfe könnte man die Unterschiede zwischen Erste und Letzte Hilfe folgendermaßen definieren:

- Erste Hilfe = Maßnahmen zur Hilfe bei akuter Verletzung und Erkrankung mit dem primären Ziel, das Überleben der Betroffenen zu sichern
- Letzte Hilfe = Maßnahmen zur Hilfe bei lebensbedrohlichen Erkrankungen mit dem primären Ziel, der Linderung und Erhaltung von Lebensqualität. Reines Überleben oder Verlängerung von Leben ohne Lebensqualität im Sinne der Betroffenen haben hier keine Bedeutung.

Was unterscheidet Erste Hilfe und Letzte Hilfe? Ist Erste Hilfe eher Technik und Letzte Hilfe eher Haltung? Natürlich braucht effektive Erste Hilfe das Erlernen von Techniken wie z.B. dem Stillen von Blutungen oder der Herzdruckmassage. Meiner Auffassung nach ist die Haltung für Erste Hilfe aber ebenso wichtig wie für Letzte Hilfe. D.h. beide Bereiche brauchen eine entsprechende

Grundhaltung und Motivation, um auch in praktisches Tun umgesetzt werden zu können. Daß Erste Hilfe zur Rettung bedrohten Lebens notwendig ist, wird in aller Regel nicht hinterfragt. Im Kurs Letzte Hilfe braucht es dagegen mehr Platz für Diskussion und Reflexion bzgl. Tod, Sterben und eigener Werte. Das Erlernen von Haltung kann hier möglicherweise am einfachsten durch Reflexion von eigenen Erlebnissen im Zusammenhang mit dem Tod von Angehörigen erfolgen. Dies bietet allerdings erhebliche Herausforderungen für die DozentInnen mit sich, da bei der Reflexion dieser Themen mit plötzlichen und heftigen Gefühlsreaktionen zu rechnen ist. Grundlage eines Kurses in Letzte Hilfe sollte daher die Vermittlung von Haltungen durch Vorlesungen und Kasuistiken sein. Diskussion sollte möglich sein, aber nicht durch die DozentInnen erzwungen werden.

Die Verbreitung von palliativem Wissen an alle Menschen könnte sowohl durch die Schulen, die etablierten Hilfsorganisationen wie Rotes Kreuz, Malteser Hilfsdienst, Johanniter Unfallhilfe etc., als auch durch Kirchengemeinden, Hospizgruppen und andere geschehen. Ein Mini-Kurs in Letzte Hilfe von z.B. ca. zwei Stunden Dauer könnte Menschen aller Altersgruppen an das Thema Palliative Care heranführen und zur Akzeptanz in der Bevölkerung wesentlich beitragen. Das Anbieten von Erste Hilfe-Kursen und Letzte Hilfe-Kursen durch dieselben Hilfsorganisationen könnte die Normalität und Wichtigkeit der Aneignung solchen Wissens glaubhaft unterstreichen. Den gleichen Effekt hätte sicherlich auch die Integration des Themas in die allgemeine Schulausbildung.

Um möglichst viele Menschen zu erreichen, sollte die Kursdauer zwei Zeitstunden nicht überschreiten.

Ein Vorschlag für Inhalte eines solchen Kurses wäre:

- Sterben als Teil des Lebens
- Probleme rund ums Sterben
  - Belastende Beschwerden und Symptome
  - Total Pain Concept
  - Medizinische und ethische Entscheidungen
- Symptomlinderung
  - durch Medikamente
  - nicht-medikamentöse Symptomlinderung
  - Flüssigkeitsgabe und Ernährung am Lebensende
- Trauer

Um praktisch durchführbar zu sein, sollte der Kurs am besten in Kleingruppen abgehalten werden. Nach einführenden Vorträgen sollten genug Raum und Zeit für Diskussionen mit und zwischen den TeilnehmerInnen bestehen. Es gilt auch hier, Haltungen und Werte sichtbar zu machen und zu diskutieren. Für Länder mit gesetzlichen Regelungen für eine stellvertretende Entscheidungsvollmacht halte ich eine kurze Information zu Patientenverfügung, Vorsorgevollmacht etc. für angebracht.

4.2 Wie sollte Lernen und Lehren von Palliative Care für alte und demente Menschen gestaltet werden um die Praxis im Alltag zu verbessern?

Um die Praxis von Palliative Care im Alltag zu verbessern, braucht es mehr als nur Faktenwissen. Daher reichen die klassischen Lehr- und Lernmethoden wie Vorlesungen und Selbststudium aus Büchern und anderen Quellen nicht aus. Es bedarf hierfür des Zusammen-Lernens und der Auseinandersetzung und Reflexion mit anderen. Wichtige Voraussetzungen zum Gelingen sind Interprofessionalität/ Interdisziplinarität, Motivation, Haltung, Reflexion und Erwerb von Wissen. Die aus meiner Sicht wesentlichen Elemente für ein solches Lernen und Lehren werden im Weiteren dargestellt.

Als Erweiterung des vorher beschriebenen Konzeptes der 3 Lern- und Kompetenzbereiche (vgl. Kapitel 3.1.1.1 und 3.5) Attitude (= Haltung), Knowledge (= Wissen) und Skills (= Fertigkeiten/Können) kann man als vierten Lernbereich für in Teams Arbeitende Relationships (= Beziehungen) ansehen (nach Mackway-Jones und Walker 1999). Dabei ist die Fähigkeit der Gruppe, eine Aufgabe zu lösen abhängig von der Gruppendynamik und den persönlichen Haltungen, dem Wissen und den Fertigkeiten der Teammitglieder. Ein Schlüsselfaktor für den Erfolg der Gruppe ist ihre Fähigkeit, Spannungen und Uneinigkeit in der Gruppe zu lösen (Mackway-Jones und Walker 1999). Dieser Lernbereich kann nur durch Rollenspiele im Team erlebt und gelernt werden. Wer in einem Team arbeitet, sollte also auch im Team lernen. Die im Palliative Care Team miteinander arbeitenden Berufsgruppen sollten auch in der Fortbildung zusammen und voneinander lernen können. Dies ermöglicht auch das Erlangen einer gemeinsamen Sprache und eines Verständnisses der anderen Teammitglieder. Interdisziplinarität und Interprofessionalität sollten folglich die Grundlage aller Aus- und Fortbildungsangebote in Palliative Care sein.

Gleichwohl kann es im Rahmen dieser Ausbildungen sinnvoll sein, bestimmte Themen zuerst in fach- oder berufsgruppenspezifischen Gruppen zu diskutieren, um danach die Ergebnisse in einem interprofessionellen Forum nochmals aus anderen Blickwinkeln zu beleuchten. Eine solche Vorgehensweise würde meiner Ansicht nach einen Mehrwert für viele Diskussionen und Lern-Settings bedeuten, da sowohl berufsgruppenspezifische, als auch interprofessionelle Sichtweisen Berücksichtigung fänden und das Verständnis für die Sichtweise „der Anderen" erleichtert würde. Meine persönlichen Erfahrungen mit berufsgruppenspezifischen und interprofessionellen Diskussionen im Rahmen des Masterstudiums am IFF bestätigen dies. Ehemalige StudentInnen eines interprofessionellen Masterstudienganges in Palliative Care in England hatten ihrer Auffassung nach durch diesen nicht nur Karrierevorteile, sondern beschrieben folgende Vorteile als Resultat der interprofessionellen Ausbildung: Fähigkeit zum Querdenken und unkonventionellen Denken, Verbesserung der Möglichkeit für Teamzusammenarbeit, Bildung professioneller Netzwerke und (gesteigertes) Selbstvertrauen (Koffman und Higginson 2005). Diese Ergebnisse und Betrachtungen unterstützen die Forderung nach Interdisziplinarität und Interprofessionalität als Grundlagen aller Aus- und Fortbildungsangebote in Palliative Care.

Bei der Implementierung von Palliative Care durch Aus- und Fortbildungsmaßnahmen ist es ratsam, folgende sechs Schritte nach Kern et al. zu berücksichtigen:

1. Identifikation der Bedürfnisse und Probleme
2. Identifikation der spezifischen Bedürfnissse verschiedener Zielgruppen
3. Ziele und Inhalte festlegen
4. Lehrmethoden
5. Implementierung des Kurses oder Curriculums
6. Evaluation und Feedback

Neben der Festlegung von Zielen und Inhalten sind auch die Zuordnung zu entsprechenden Lehrmethoden und die Evaluation des Curriculums wichtig. (ausführliche Version der sechs Schritte mit Unterpunkten im Anhang, Kern et al., zitiert nach European Association for Palliative Care 2007).

Wie können Ausbildung und Wissen zur Veränderung und Verbesserung der praktischen Arbeit in Palliative Care führen? Einige interessante Gedanken zu diesem Thema finden sich bei Ferris et al. (2001), die ihre Empfehlungen in den folgenden drei Punkten zusammenfassen:

1. Ausbildungskonzepte zur Veränderung von Haltung und Wissen sollten praxisorientiert sein
2. Der Erwerb von Fertigkeiten sollte durch MentorInnen in der klinischen Praxis unterstützt werden
3. Es braucht Systeme, die erwünschtes Verhalten und Ergebnisse ermöglichen und fördern

Haltung und Wissen gehen dem Lernen neuer Fertigkeiten voraus. Diese Fertigkeiten müssen in gelebtes Verhalten umgesetzt werden um die erwünschten Ergebnisse und Erfolge zu erzielen. Wenn eine genügende Anzahl von Menschen die erwünschten Erfolge erlebt, ist eine soziale Verbesserung erreicht worden (dies illustriert Abb. 6).

Abb. 6: Die Abfolge der Ergebnisse und Erfolge von Aus- und Fortbildung (nach Ferris et al. 2001)

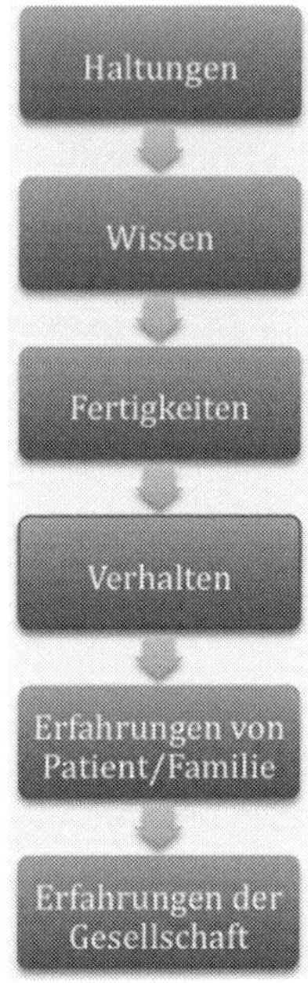

Im Grunde braucht es also zuerst entsprechende Haltungen, bzw. eine Reflexion, Veränderung oder Erwerb von Haltungen. Darauf aufbauend kann Wissen erworben und können Fertigkeiten in Rollenspielen und der beruflichen Praxis erprobt werden. Für diesen Lernschritt sind eine Begleitung in der Praxis und Reflexion/Supervision sinnvoll. Diese Ansicht teilen auch Cairns und Yates:

> „There is evidence that experiential learning, along with strategies that facilitate reflection on these experiences, can improve health professionals confidence in providing palliative care, and their capacity to support and communicate with patients and their families.“ (Cairns und Yates 2003, S. 28)

Dass die Reflexion von Erlebnissen aus dem praktischen Arbeitsalltag ein wichtiger Teil des Lernen in Palliative Care ist, bestätigen sowohl meine Erfahrungen aus dem Masterstudium am IFF, als auch die Gespräche mit PraktikantInnen aus verschiedenen Berufen in unserer Palliativabteilung am Bergen Roten Kreuz Pflegeheim.

Das Erlernen von Haltungen verläuft in 4 Schritten (Mackway-Jones und Walker 1999):

- Perceiving (= wahrnehmen)
- Complying (= einwilligen)
- Accepting (= annehmen/übernehmen)
- Internalising (= verinnerlichen)

Zuerst muss man also eine bestimmte Haltung wahrnehmen, ihr dann zustimmen und sie annehmen, bevor sie verinnerlicht und gleichsam ein Teil der eigenen Persönlichkeit wird. Ein solcher Prozess braucht meines Erachtens Zeit und Raum zur Reflexion. Eine Aufteilung von längeren Aus- und Fortbildungsmassnahmen ermöglicht die Reflexion von zwischen den einzelnen Kurstagen oder Kursblöcken erlebter Praxis und ermöglicht sowohl Erfahrungsaustausch als auch gemeinsames Suchen nach Lösungen (vgl. Adriaansen und Frederiks 2002). Diese Vorgehensweise hat sich auch im Rahmen des Masterstudiums am IFF als sehr vorteilhaft für alle TeilnehmerInnen erwiesen. Man konnte dort im Rahmen von kollegialer Beratung Lösungsvorschläge für schwierige Situationen diskutieren, in der eigenen Praxis erproben und nachher wieder durch kollegiale Beratung evaluieren.

Das Erlernen von Haltung erfordert meiner Auffassung nach Lernen in der Praxis mit nachfolgender Diskussion, Vorbilder, Rollenspiele und Supervision (vgl. Kapitel 3). In Übereinstimmung mit Ferris et al. (s.o.) halte ich den Einsatz von MentorInnen in der täglichen Praxis als Ergänzung von Kursen für sinnvoll und notwendig. Daher sollte die Aus- und Fortbildung in Palliative Care für alte und demente Menschen nach Absolvierung eines Basiskurses durch speziell ausgebildete MentorInnen oder MultiplikatorInnen betreut werden. Es braucht also sowohl Basiskurse für ALLE, als auch zusätzliche Begleitung danach, um Palliative Care nachhaltig in der Altenhilfe zu implementieren. Lernen an Vorbildern und Reflexion des eigenen Tuns können dabei Hand in Hand gehen. Sinnvoll ist hier evtl. die Kombination des Erlernens von Palliative Care mit der Durchführung einer Projektarbeit (vgl. Beckers 2008) oder eines Projektes zur Implementierung in der eigenen Einrichtung/Organisation (vgl. Kapitel 3: 3.1.2.1 „Teach the teachers" und 3.1.5.5 Projektwerkstatt Implementierung).

Wissen allein ist also nicht ausreichend zur Implementierung von Palliative Care (vgl. Ferris et al. 2001, Frogatt 2001).

Diese Auffassung teilen auch Heller, Wegleitner und Heimerl (2007, S. 363):

> „Die individuelle Stärkung von Kompetenzen der MitarbeiterInnen ist ein wichtiger Baustein in der Implementierung von Palliative Care. Aber ohne entsprechende Einbettung in einen Veränderungsprozess der gesamten Organisation kann nachhaltige Veränderung nicht erreicht werden."

Es besteht Handlungsbedarf für eine Qualifizierung von Pflegekräften in der Altenhilfe in Palliative Care, insbesondere im Bereich nicht-onkologischer Erkrankungen. Gleichzeitig muss jedoch auch die Leitung qualifiziert werden:

> „Eine der zentralen Forderungen ist, dass Leitung und Pflegekräfte gleichzeitig qualifiziert werden müssen, da die Qualifizierungsmaßnahme sonst keine nachhaltige Wirkung zeigen kann. Die Leitungsebene zu der Palliative Care Qualifizierung zu verpflichten, ist ein Schwerpunkt der Diskussion, denn die 160 Stunden-Kurse können es nicht leisten, Veränderungen zu bewirken." (Beckers 2008, S. 48)

In Bayern sollen sowohl Basisschulungen durchgeführt als auch MultiplikatorInnen und Heimleitungen geschult werden um Palliative Care in die Altenhilfe zu integrieren (Beckers 2008).

Obwohl Qualifizierung einer der bedeutenden Schlüsselfaktoren für die Implementierung von Palliative Care darstellt, braucht es auch zwei andere Faktoren. Zur nachhaltigen Implementierung von Palliative Care braucht es meiner Auffassung nach neben Qualifizierung auch den Auftrag und die Unterstützung der Leitung einer Organisation/Einrichtung und eine Veränderung der Organisationskultur (vgl. 2.4). Lernen in Palliative Care braucht neben der Aus- und Fortbildung in Kursen unbedingt auch Reflexion und Begleitung durch MentorInnen oder MultiplikatorInnen am eigenen Arbeitsplatz.

5. Schlussfolgerungen und Ausblick

Palliative Care ist durch den Respekt vor dem einzelnen Menschen, dessen Individualität und Entscheidungsfreiheit gekennzeichnet. Die grundlegenden Prinzipien von Palliative Care sind radikale Betroffenenorientierung, Interdisziplinarität, Interprofessionalität, Interorganisationalität, Interreligiösität und Interkompetenzen (Heller 2007). Ziel aller Bemühungen von Palliative Care ist die bestmögliche Lebensqualität für schwerkranke und sterbende PatientInnen und ihre Angehörigen/Bezugspersonen.

Betrachtet man Palliative Care als umfassendes, ganzheitliches Versorgungsmodell für „alle, die es brauchen", ergibt sich ein schreiender Bedarf an palliativer Versorgung für alte und demente Menschen. Die Bedürfnisse alter Menschen und ihrer Familien müssen mehr Beachtung finden. Dazu braucht es neue Ansätze zur Integration von Palliative Care in Alten- und Pflegeheime (vgl. Frogatt 2006). Es gilt dabei insbesondere die Besonderheiten alter und dementer Menschen wie Multimorbidität, erschwerte Kommunikation (insbesondere bei Demenz) und die häufige Notwendigkeit zur stellvertretenden ethischen Entscheidungsfindung zu berücksichtigen. Zahlenmäßig geht der Bedarf alter und dementer Menschen an Palliative Care weit über das derzeitige Angebot hinaus. Folglich muss eine Implementierung von palliativem Wissen und Haltung in die Regelversorgung angestrebt werden. Hierzu bedarf es sowohl der Bereitstellung notwendiger Ressourcen durch die Politik und Leitungen von Organisationen und Institutionen, als auch der Weiterbildung ALLER in der Versorgung und Betreuung alter Menschen tätigen haupt- und ehrenamtlichen MitarbeiterInnen.

Meiner Ansicht nach kann eine nachhaltige Implementierung von Palliative Care in der Altenhilfe nur durch interprofessionelle und interdisziplinäre Schulung von ALLEN in der Versorgung alter Menschen Tätigen erreicht werden. Idealerweise sollte die Verbreitung palliativen Gedankengutes auch die Vermittlung von solchem Wissen an ehrenamtliche MitarbeiterInnen, Betroffene und deren Angehörige sowie nicht primär betreuendes Personal wie HausmeisterInnen, Küchenpersonal, Reinigungskräfte etc. umfassen. Dass auch nichtmedizinisches Personal an solchen Angeboten durchaus interessiert ist, verdeutlicht z.B. die große Resonanz auf ein Angebot, mit Reinigungskräften im Pflegeheim über Ethik zu diskutieren.[55]

Die Verbreitung palliativen Wissens in der ganzen Bevölkerung ist das Ziel des vorgestellten Allgemeinwissen-Ansatzes zur Implementierung von Palliative Care in der Gesellschaft. Das Modell der „Chain of Palliative Care", der Kette der Palliativversorgung, stellt die reibungslose Versorgung aller, die es brauchen, in Analogie zur Rettungskette aus der Ersten Hilfe bildlich dar.

[55] Mündliche Mitteilung von Gerda Schmidt am 25.05.2008

Palliative Care erfordert offene und effektive Teamarbeit. Jedoch sind die Weiterbildungsangebote in diesem Bereich zumeist nur berufsgruppenspezifische Fortbildungsangebote, z.B. für Pflegepersonal oder ÄrztInnen. SeelsorgerInnen, SozialarbeiterInnen, ErgotherapeutInnen, und PhysioterapeutInnen werden nur ausnahmsweise in Palliative Care fortgebildet. Eigene Ausbildungsangebote für ehrenamtliche HelferInnen sind demgegenüber vielerorts vorhanden. Den derzeit vorhandenen Ausbildungsangeboten fehlt in der Regel Interdisziplinarität und Interprofessionalität. Eine Folge dieser Vorgehensweise ist die in vielen Einrichtungen und Arbeitszusammenhängen fehlende gemeinsame Sprache, eine Tatsache, die Missverständnisse und Konflikte fördert. In den bereits existierenden Konzepten und Curricula zur Aus- und Weiterbildung in Palliative Care werden die Belange alter und dementer Menschen in der Regel kaum oder nur ungenügend berücksichtigt.

Mein persönlicher Traum ist die Verfügbarkeit von Palliative Care für ALLE Menschen, unabhängig von Alter, Geschlecht, Hautfarbe, sozialem Status, Einkommen und Wohnort. Um den enormen Bedarf an Palliative Care in der Zukunft zu decken und hierbei auch alte und demente Menschen zu inkludieren, braucht es meiner Meinung nach:

- Aus- und Fortbildung in Palliative Care für die gesamte Bevölkerung (Allgemeinwissen-Ansatz)
- Qualifizierung in Palliative Care für alte und demente Menschen ALLER in der Altenhilfe und dem Gesundheitswesen Tätigen
- Ein Stufenmodell des Kompetenzerwerbs in Palliative Care
- Flächendeckende Implementierung von Palliative Care in der Altenhilfe

Lernen und Lehren von Palliative Care braucht meiner Ansicht nach Interdisziplinarität/Interprofessionalität, Humor, Reflexion und Supervision. Als Ergänzung zum Lernen in Kursen sind auch Begleitung im Arbeitsalltag und Reflexion nötig um Haltung zu verändern und eine positive Verhaltensänderung in der täglichen Praxis zu bewirken. Hier könnten Basiskurse für alle MitarbeiterInnen in der Altenhilfe und dem gesamten Gesundheitswesen durch Ausbildung von MultiplikatorInnen und PraxisanleiterInnen sinnvoll ergänzt werden. Diese könnten dann die durch den Basiskurs sensibilisierten und hoffentlich motivierten MitarbeiterInnen weiter im Alltag begleiten, um mit organisationsinternen Implementierungsprojekten und Unterstützung durch die Leitung die Kultur der Organisation hin zu einer palliativen oder Hospiz-Kultur zu verändern. Daneben braucht es unbedingt Zeit und Raum zur Reflexion, welche als wichtiger Bestandteil der Arbeit und Arbeitszeit in Palliative Care angesehen werden sollte.

Nachhaltige Implementierung von Palliative Care kann nur durch eine Kombination von Qualifizierung möglichst aller MitarbeiterInnen inklusive der Leitung, Unterstützung durch die Leitung und Veränderung der Organisationskultur erreicht werden.

6. LITERATUR

Adams, P./ Mylander, M. (1998): Gesundheit - Bringing good health to you, the medical system, and society through physician service, complementary therapies, humor, and joy. Rochester: Healing Arts Press

Adriaansen, M.J./ Frederiks, C. (2002): Design of a postgraduate course in palliative care. In: Journal of continuing education in nursing 33(6), S. 279-282

Arbeitsgruppe "Palliativmedizin für Nicht-Tumor-Patienten" der Deutschen Gesellschaft für Palliativmedizin e.V. (2007): Definition, Bedarf und Formen der Palliativversorgung von Patienten mit Demenz. www.dgpalliativmedizin.de (10.06.2008)

Aulbert, E./ Nauck, F./ Radbruch, L. (2007): Lehrbuch der Palliativmedizin. 2. Aufl. Stuttgart: Schattauer

Beckers, D. (2008): Palliative Wege: Kompetenzen für morgen. Studie über die bedarfsgerechte Qualifizierung von Hospiz- und Pflegekräften in Einrichtungen der stationären Altenhilfe. Endbericht. In: Heller, A./ Beckers, D.: Weiterbildung in Palliative Care in der Altenhilfe – Bausteine für ein Curriculum. Schlussbericht der IFF Abteilung Palliative Care und OrganisationsEthik, Universität Klagenfurt.

Bollig, G./ Jung-Henkel, B./ Fuchs-Hlinka, G. (2007): Kommunikation mit dementen Menschen – Herausforderung und Chance für interprofessionelle Palliative Care Teams. In: Zeitschrift für Palliativmedizin 8, 123-126

Bollig, G. (2010): Ethical decision-making in nursing homes - a literature study. In: Schildmann, J./ Gordon, J.S./ Vollmann, J.: Clinical Ethics Consultation – Theories and Methods, Implementation, Evaluation. Farnham: Ashgate

Brattebø, G./ Wisborg, T./ Høylo, T. (2001): Organiseringen av traumemottak ved norske sykehus. In: Tidsskrift for den Norske Lægeforening 121, S. 2364-2367

Bundesarbeitsgemeinschaft Hospiz e.V. (2004): Mit-Gefühlt – Curriculum zur Begleitung Demenzkranker in ihrer letzten Lebensphase. Wuppertal: der hospiz verlag

Bundesarbeitsgemeinschaft Hospiz e.V. (2006): Hospizkultur im Alten- und Pflegeheim – Indikatoren und Empfehlungen zur Palliativkompetenz. Wuppertal: der hospiz verlag

Bundesärztekammer / Deutsche Gesellschaft für Palliativmedizin e.V.(Hrsg.) (2004): Kursbuch Palliativmedizin, www.bundesaerztekammer.de (10.06.2008)

Calman, K./ Finlay, I./ Noble, S.R./ Hoy, A.M./ Maguire, P./ Pitceathly, C./ Kirklin, D./ Regnard, C. (2005): Education and training in palliative medicine. In: Doyle, D./ Hanks, G./ Cherny, N./ Calmam, K. (Hrsg.) Oxford Textbook of Palliative Medicine. Oxford: Oxford University Press, S. 1155-1196

Cairns, W./ Yates, P.M. (2003): Education and training in palliative care. In: Medical Journal of Australia 179, S. 26-28

Charlton, R./ Ford, E. (1995): Education needs in palliative care. In: Family Practice 12, S. 70-74

Chochinov, H.M. (2007): Dignity and the essence of medicine: the A, B, C. and D of dignity conserving care. In: British Medical Journal 335, 184-187

Coulehan, J.L./ Platt, F.W./ Egener, B./ Frankel, R./ Lin, C.T./ Lown, B./ Salazar, W.H. (2001): "Let me see if I have this right…": Words that help build empathy. In: Annals of Internal Medicine 135(3), 221-227

Deutsche Gesellschaft für Palliativmedizin e.V. (2003): Grundlagen der Palliativmedizin. Gegenstandskatalog und Lernziele für Studierende der Medizin, www.dgpalliativmedizin.de (10.06.2008)

Deutsche Gesellschaft für Palliativmedizin e.V. (2002): Palliativmedizin: Basiskurs für Ärzte, www.dgpalliativmedizin.de (10.06.2008)

Deutsche Gesellschaft für Palliativmedizin e.V. (2007): Stellungnahme der deutschen Gesellschaft für Palliativmedizin (DGP): Bessere palliative Versorgung von dementiell Erkrankten. www.dgpalliativmedizin.de (10.06.2008)

DeVlieger, M./ Gorchs, N./ Larkin, P.J./ Porchet, F. (2004): Palliative nurse education: towards a common language. In: Palliative Medicine 18, 401-403

Dinges, S./ Held, E./ Heller, A./ Lehner, E./ Trafoier, A. (2007): Universitäre Weiterbildung in Palliative Care und Hospizarbeit – die Lehrgänge der IFF Abteilung Palliative Care und OrganisationsEthik. In: Heller, A./ Heimerl, K./ Husebø, S. (Hrsg.) Wenn nichts mehr zu machen ist, ist noch viel zu tun. Freiburg: Lambertus, 3. Aufl., S. 467-475

Duden. Rechtschreibung der deutschen Sprache. 21. Aufl. Mannheim, Leipzig, Wien, Zürich: Dudenverlag

Elsner, F./ Jünger, S./ Pestinger, M./ Krumm, N./ Radbruch, L. (2006). Der Patient in der Rolle des Lehrers – Erfahrungen im Rahmen eines Lehrprojektes an der Klinik für Palliativmedizin in Aachen. In: Zeitschrift für Palliativmedizin 7, 131-135

Elsner, F./ Radbruch, L. (2007): Der Patient als Lehrer. Medizinstudierende lernen von Schwerkranken und Sterbenden. Bonn: Pallia Med

European Association for Palliative Care (1993): Report and recommendations of a workshop on palliative medicine education and training for doctors in Europe, www.eapcnet.org (01.03.2006)

European Association for Palliative Care (2004): A Guide for the development of Palliative Nurse Education in Europe, www.eapcnet.org (10.06.2008)

European Association for Palliative Care (2007): Curriculum in Palliative Care for Undergraduate Medical Education, www.eapcnet.org (10.06.2008)

European Parliament – Policy Department Economic and Scientific Policy IP/A/ENVI/ST/2007-22. PE 404.899 (2008): Palliative Care in the European Union, www.europarl.europa.eu/activities/committees/studies/download.do?file=21421 (16.07.2008)

Ferri, C.P./ Prince, M./ Brayne, C./ et al. (2005): Global prevalence of dementia: a Delphi consensus study. Lancet 366, S. 2112-2117

Ferris, F.D./ von Gunten, C.F./ Emanuel, L.L. (2001): Knowledge: Insufficient for Change. In: Journal of Palliative Medicine 4, S. 145-147

Fertig, B. (1993): Reanimation. Menschheitstraum und Zukunftsaufgabe. In: Fertig, B. (Hrsg.). Strategien gegen den plötzlichen Herztod. Edewecht: Stumpf & Kossendey, S. 49-54

Frogatt, K.A. (2001): Palliative Care in nursing homes: Where next? In: Palliative Medicine 15, S. 42-48

Frogatt, K.A./ Wilson, D./ Justice, C./ MacAdam, M./ Leibovici, C./ Kinch, J./ Thomas, R./ Choi, J. (2006): End-of-life care in long-term care settings for older people: a literature review. In: International Journal of Older People Nursing 1, S. 45-50

Gärtner, J./ Voltz, R./ Golla, H./ Ostgathe, C. (2006): Schmerztherapie und symptomorientierte Behandlung in der Palliativmedizin. In: Bundesgesundheitsblatt, Gesundheitsforschung, Gesundheitsschutz 49, S.1097-1103

Gerhard, C./ Bollig, G. (2007): Palliative Care für Patienten mit fortgeschrittener Demenz. In: Zeitschrift für Palliativmedizin 8, S. 69-72

Gomes, B./ Higginson, I.J. (2008): Where people die (1974-2030): past trends, future projections and implications for care. In: Palliative Medicine, 22, S. 33-41

Grosses Wörterbuch Synonyme (1996), Köln: Buch und Zeit Verlagsgesellschaft mbH

Haugen, D.F./ Vejlgaard, T. (2008): The Nordic Specialist Course in Palliative Medicine: evaluation and experience from the first course 2003-2005. In: Palliative Medicine, 22, S. 256-263

Heller, A./ Wegleitner, K. (2006): Palliative Care in der stationären Altenhilfe – Ansätze der Implementierung. In: Knipping, C. Lehrbuch Palliative Care. Bern: Hans Huber, S.73-80

Heller, A./ Knipping, C. (2006): Palliative Care – Haltungen und Orientierungen. In: Knipping, C. Lehrbuch Palliative Care. Bern: Hans Huber, S. 39-47

Heller, A./ Wegleitner, K./ Heimerl, K. (2007): Palliative Care in der (stationären) Altenhilfe – Ansätze der Implementierung. In: Heller, A./ Heimerl, K./ Husebø, S. (Hrsg.) Wenn nichts mehr zu machen ist, ist noch viel zu tun. Freiburg: Lambertus, 3. Aufl. , S. 351-366

Heller, A. (2007): Die Einmaligkeit von Menschen verstehen und bis zuletzt bedienen. Palliative Versorgung und ihre Prinzipien. In: Heller, A./ Heimerl, K./ Husebø, S. (Hrsg.) Wenn nichts mehr zu machen ist, ist noch viel zu tun. Freiburg: Lambertus, 3. Aufl., S. 191-208

Heimerl, K. (2008): Orte zum Leben – Orte zum Sterben. Palliative Care in Organisationen umsetzen. Freiburg: Lambertus

Hofseth, C. (2003): Pasientkartlegging ved Bergen Røde Kors Sykehjem. SINTEF Rapport STF78 A034507. Oslo: SINTEF Unimed

Husebø, S./ Klaschik, E. (2000): Palliativmedizin – Praktische Einführung in Schmerztherapie, Ethik und Kommunikation. 2. Aufl. Berlin, Heidelberg, New York: Springer

Husebø, B.S./ Husebø, S. (2005): Nursing homes as arenas of terminal care-how do we do in practice? In: Tidsskrift for den norske Lægeforening 125(10), 1352-1354

Joint Royal Colleges of Physicians Training Board (2007): Specialty Training Curriculum for Palliative Medicine, www.pmetb.org.uk (10.06.2008)

Kern, M./ Müller, M./ Aurnhammer, K. (1996): Basiscurriculum Palliative Care. Bonn: Pallia Med

Kittelberger, F. (2007): Die "Projektwerkstatt Implementierung" – ein Beitrag zur Hospizkultur und Palliativkompetenz von Pflegeheimen. In: Heller, A./ Heimerl, K./ Husebø, S. (Hrsg.) Wenn nichts mehr zu machen ist, ist noch viel zu tun. Freiburg: Lambertus, 3. Aufl, S. 382-396

Klapper, B./ Kojer, M./ Schwänke, U. (2007): Palliative Praxis. Ein Curriculum zur Begleitung alter Menschen am Ende des Lebens. In: Heller, A./ Heimerl, K./ Husebø, S. (Hrsg.) Wenn nichts mehr zu machen ist, ist noch viel zu tun. Freiburg: Lambertus, 3. Aufl., S. 445-456

Koffmann, J./ Higginson, I.J. (2005): Assessing the Effectiveness and Acceptability of Interprofessional Palliative Care Education. In: Journal of Palliative Care 21, S. 262-269

Kojer, M./ Pirker, S. (2003): Wie könnten wir es besser machen? In: Alt, krank und verwirrt. Einführung in die Praxis der Palliativen Geriatrie. Freiburg: Lambertus, 2. Aufl., S. 32-42

Kojer, M. (2007): Symptomkontrolle in der Geriatrie. In: Aulbert, E./ Nauck, F./ Radbruch, L. (Hrsg.) Lehrbuch der Palliativmedizin. Stuttgart, New York: Schattauer, 2. Aufl., S. 845-855

Lang, K./ Puhlmann, K./ Falckenberg M. (2006): Aus-, Fort- und Weiterbildung in der Palliativversorgung. In: Bundesgesundheitsblatt – Gesundheitsforschung – Gesundheitsschutz 49, S. 1149-1154

Larson, D.G./ Tobin, D.R. (2000): End-of-Life Conversations-Evolving Practice and Theory. In: Journal of the American Medical Association 284, 1573-1578

MacDonald, N./ et al. (1991): The Canadian Palliative Care Curriculum. The Canadian Committee on Palliative Care Education

Mackway-Jones, K./ Walker, M. (1999): The Pocket Guide to Teaching For Medical Instructors. London: BMJ Books

McCue, J.D. (1995): The naturalness of dying. In: Journal of the American Medical Association 273, 1039-1043

Mitchell, S.L./ Kiely, D.K./ Hamel, M.B. (2004): Dying with advanced dementia in the nursing home. In: Archives of Internal Medicine 164, S. 321-326

Miyashita, M./ Sato, K./ Morita, T./ Szuki, M. (2008): Effect of a population-based educational intervention focusing on end-of-life home care, life-prolonging treatment and knowledge about palliative care. In: Palliative Medicine 22, S. 376-382

Moyano, J.R./ Guerrero, C.E./ Zambrano, S.C. (2007): Information on palliative care from the family´s perspective. In: European Journal of Palliative Care 14(3), 117-119

Müller, M./ Kern, M./ Nauck, F./ Klaschik, E. (Hrsg.) (1997): Qualifikation hauptamtlicher Mitarbeiter. Curricula für Ärzte, Pflegende, Sozialarbeiter, Seeelsorger in Palliativmedizin. Bonn: Pallia Med

National undergraduate multidisciplinary palliative care curriculum for health professionals. Introductory discussion document draftet for the commonwealth department of health and ageing. www.health.gov.au (10.06.2008)

Nauck, F./ Fittkau-Tönnesmann, B./ Kern, M. (2007): Aus-, Fort- und Weiterbildung in der Palliativmedizin. In: Aulbert, E./ Nauck, F./ Radbruch, L. (Hrsg.) Lehrbuch der Palliativmedizin. Stuttgart, New York: Schattauer, 2. Aufl. S. 1309-1326

Neusius, G. (2001): Nikolaus von Kues (1401-1464) Ein bewegtes Leben. Lindenberg: Kunstverlag Josef Fink

Nolan, J. (2005): European Resuscitation Council Guidelines for Resuscitation 2005. Section 1. Introduction. In: Resuscitation 67S1, S. 3-6

Phillips, J.L./ Davidson, P.M./ Ollerton, R. et al. (2007): A survey of commitment and compassion among nurses in residential aged care. In: International Journal of Palliative Nursing 13, S. 282-290

Pleschberger, S. (2005): Nur nicht zur Last fallen. Sterben in Würde aus der Sicht alter Menschen in Pflegeheimen. Freiburg: Lambertus

Pleschberger, S. (2007): Palliative Care i Pflegeheimen – Forschungsstand und Entwicklungsperspektiven. In: Heller, A./ Heimerl, K./ Husebø, S. (Hrsg.) Wenn nichts mehr zu machen ist, ist noch viel zu tun. Freiburg: Lambertus, 3. Aufl., S. 209-220

Rawlinson, F./ Finlay, I. (2002): Assessing education in palliative medicine: development of a tool based an the Association for Palliative Medicine core curriculum. In: Palliative Medicine 16, S. 51-55

Reitinger, E./ Heimerl, K./ Heller, A. (Hrsg.) (2007a): Ethische Entscheidungen in der Altenbetreuung. Mit Betroffenen Wissen schaffen. kursbuch palliative care 12/2007. Wien: IFF – Palliative Care und OrganisationsEthik Eigenverlag

Reitinger, E./ Wegleitner, K./ Heimerl, K. (Hrsg.) (2007b): Geschichten, die uns bettroffen machen – Lernen aus ethischen Herausforderungen in der Altenbetreuung. kursbuch palliative care 12/2007 Wien: IFF – Palliative Care und OrganisationsEthik Eigenverlag

Sandgathe Husebø, B. (2000): Palliativmedizin in der Geriatrie – Wie alte, schwerkranke Menschen leben und sterben. In: Husebø, S./ Klaschik, E. (Hrsg.) Palliativmedizin. Praktische Einführung in Schmerztherapie, Ethik und Kommunikation. Berlin, Heidelberg, New York: Springer, 2. Aufl., S. 335-359

Sandgathe Husebø, B./ Husebø, S. (2001): Die letzten Tage und Stunden - Palliative Care für Schwerkranke und Sterbende. Oslo: MEDLEX Norsk Helseinformasjon

Schaffer, M.A. (2007): Ethical problems in end-of-life decisions for elderly Norwegians. In: Nursing Ethics 14: 242-257

Schmidt, G. (2007): Brauchen Pflegekräfte in der Geriatrie Kompetenz in Palliative Care? In: Schmerz Nachrichten Nr. 3, S. 17

Schweizerische Gesellschaft für Palliative Medizin, Pflege und Begleitung (2002) Aus- und Weiterbildung in Palliative Care – Nationale Empfehlungen. www.palliative.ch/de/documents.php (28.07.2008)

Singer, P.A./ Wolfson, M. (2003): "The best places to die" In: British Medical Journal 327, S. 173-174

Steffen-Bürgi, B. (2006): Reflexionen zu ausgewählten Definitionen der Palliative Care. In: Knipping, C. Lehrbuch Palliative Care. Bern: Hans Huber, S. 30-38

Wegleitner, K. (2007): Nachhaltigkeit in Palliative Care Entwicklungsprozessen In: Heller, A./ Heimerl, K./ Husebø, S. (Hrsg.) Wenn nichts mehr zu machen ist, ist noch viel zu tun. Freiburg: Lambertus, 3. Aufl., S. 338-350

Weston, C. M./ O´Brien, L.A./ Goldfarb, N.I./ Roumm, A.R./ Isele, W.P./ Hirschfeld, K. (2005): The NJ SEED Project: Evaluation of an innovative initiative for ethics training in nursing homes. In: Journal of the American Medical Directors Association 6, S. 68-75

Wilkinson, S./ Perry, R./ Blanchard, K./ Linsell, L. (2008): Effectiveness of a three-day communication skills course in changing nurses´ communication skills with cancer/palliative care patients: a randomised controlled trial. In: Palliative Medicine 22, S. 365-375

World Health Organisation (2004a): The Solid Facts - Palliative Care. Copenhagen: WHO Regional Office for Europe

World Health Organisation (2004b): Better Palliative Care for Older People. Copenhagen: WHO Regional Office for Europe

Zerzan, J./ Stearns, S./ Hanson, L. (2000): Access to Palliative Care and Hospice in Nursing Homes. In: Journal of the American Medical Association 284, S. 2489-2494

7. Zusammenfassung

Palliative Care für alte und demente Menschen lernen und lehren

Das Ziel dieser Arbeit ist es, den Bedarf und die Besonderheiten von Palliative Care für alte und demente Menschen und den derzeitigen Stand des Lernens und Lehrens von Palliative Care für alte und demente Menschen zu untersuchen, sowie mögliche Perspektiven für die Zukunft aufzuzeigen.

Der Bedarf an Palliative Care für alte und demente Menschen ist groß, und es mangelt an flächendeckender Implementierung in der Altenhilfe. Aufgrund der vorausgesagten demographischen Entwicklung wird der Bedarf in den kommenden Jahren noch weiter ansteigen. Daher braucht es eine flächendeckende Implementierung von Palliative Care in die Altenhilfe und das gesamte Gesundheitswesen.

Die Besonderheiten alter und dementer Menschen wie Multimorbidität, erschwerte Kommunikation (besonders bei Demenz) und die häufige Notwendigkeit der stellvertretenden ethischen Entscheidungsfindung sind in der Aus- und Fortbildung zu berücksichtigen. Neben Haltung braucht Lernen und Lehren in Palliative Care Interdisziplinarität, Interprofessionalität, Reflexion, Supervision und Humor. Auf der Grundlage eines Vergleiches der aktuellen Ausbildungsempfehlungen, Kurskonzepte und Curricula in Palliative Care werden die essentiellen Inhalte für einen Basiskurs für Palliative Care für alte und demente Menschen erarbeitet und zusammengestellt. Zur Umsetzung in die Praxis bedarf es zusätzlich sowohl der Reflexion/Supervision als auch der Begleitung durch MentorInnen im Alltag.

Die Qualifizierung professioneller HelferInnen sollten durch Kurse in Letzte Hilfe ergänzt werden, um ein minimales Basiswissen in Palliative Care in der ganzen Bevölkerung zu verbreiten. Diesen hier vorgestellten Ansatz kann man als Allgemeinwissen-Ansatz der Implementierung von Palliative Care bezeichnen. Die vorgestellte „Chain of Palliative Care" und das Stufenmodell des Kompetenzerwerbs in Palliative Care sind Modelle, die auf eine flächendeckende palliative Versorgung für alle, die es brauchen, abzielen.

Implementierung von Palliative Care in Organisationen und Institutionen kann nur durch eine Kombination von Qualifizierung möglichst aller MitarbeiterInnen, Unterstützung durch die Leitung und Veränderung der Organisationskultur erreicht werden.

8. Summary

Learning and teaching Palliative Care for old and demented people

The aim of this master thesis is to investigate the demand and the special needs of Palliative Care for old and demented people, the current state of education and to point out future perspectives.

There is a great demand of Palliative Care for old and demented people and implementation of Palliative Care in elderly care is lacking. The demand is likely to increase because of the expected demographic changes. Therefore Palliative Care has to be implemented allover the health care service. The peculiarities of old and demented people, multimorbidity, difficult communication and the need for ethical decision-making have to be included in the educational efforts. Learning and teaching in Palliative Care needs attitude, multidisciplinarity, reflection and supervision and humor. Based on actual concepts, curricula and educational recommendations the essential contents for a basic course in Palliative Care for old and demented people is summarized. Implementation in daily care needs in addition reflection/supervision and the company of a mentor.

The qualification of health care professionals shall be supplemented by a course in "last aid" to provide the public with basic knowledge about Palliative Care. This type of implementation is called the "Allgemeinwissen-Ansatz" (public knowledge approach). The Chain of Palliative Care and a 6-step model of Palliative care education are introduced as means of an allover implementation of Palliative Care for everybody in need.

The implementation of Palliative Care in organisations and institutions can only be achieved by a combination of education of all staff members, support from the management and a change of the culture within the organisation itself.

9. Anhang

Tab. 1: Empfehlungen verschiedener nationaler und internationaler Fachgesellschaften zur Ausbildung in Palliative Care

Ausbildungs-konzept + Publika-tionsjahr	**Ziele**	**Zielgruppe Teilnehmer**	**Inhalte**	**Stundenumfang**	**Berücksichtigung von alten und dementen Menschen?**
EAPC Recommendations on Palliative medicine Education and Training for Doctors in Europe	Empfehlungen für die Ausbildung von MedizinstudentInnen und ÄrztInnen in Palliativmedizin	MedizinstudentInnen und ÄrztInnen	Ziele werden unterteilt in: • Haltung/Einstellung • Wissen • Fertigkeiten 3 Stufen der Ausbildung in Palliativmedizin: A = MedizinstudentInnen B = AllgemeinmedizinerInnen und KrankenhausärztInnen C = ÄrztInnen für Palliativmedin (Die Inhalte der Ausbildung zu Stufe A finden sich im Anhang.)	Vorgabe von Lerninhalten, keine Zeitvorgaben für die Ausbildungsdauer	Die Curricula enthalten Ethische Entscheidungsfindung als Thema. Keine Hervorhebung oder spezielle Erwähnung von Alter und/oder Demenz
EAPC Nurse Education	Empfehlungen für die Ausbildung von Pflegepersonal in Palliative Care	Pflegepersonal	3 Stufen der Ausbildung in Palliative Care: A = Basiskenntnisse für alle Pflegenden B = Pflegende die häufig mit Palliative Care Situationen in Kontakt kommen (z.B. in der Onkologie, Altenhilfe, etc.) C = Pflegende in leitenden Positionen in Palliative Care Einrichtungen und/oder zu Unterricht/Forschung in Palliative care beitragen	Vorgabe von Lerninhalten, keine Zeitvorgaben für die Ausbildungsdauer	Die Curricula enthalten ethische Entscheidungsfindung als Thema. Keine Hervorhebung oder spezielle Erwähnung von Alter und/oder Demenz
Undergraduate Multidisciplinary PC Curriculum Australia	Alle Berufsgruppen im Gesundheitswesen sollten Grundkenntnisse in Palliative Care haben	Multiprofessionell (u.a. auch für SeelsorgerInnen, PharmazeutInnen, LogopädInnen und DiätassistentInnen)	• Symptomkontrolle • Kommunikation • Organisation • Teamarbeit • Ethik und Entscheidungen am Lebensende • Psychosoziale Aspekte	Keine Stundenvorgabe, die Vorgaben beziehen sich auf Inhalte	keine Hervorhebung oder spezielle Erwähnung von Alter und/oder Demenz
Nationale Empfehlungen für Aus- und Weiterbildung in Palliative Care in der Schweiz	Ziel abgestufte Ausbildung aller an Palliative Care beteiligten Berufsgruppen im Gesundhetswesen	Multiprofessionell	• A = Sensibilisierung (under- und postgraduate) • B = Vertiefung (postgraduate) • C = Spezialisierung (postgraduate) 7 Ausbildungsbereiche: 1. Der Patient 2. Der Patient und seine Familie 3. Das interdisziplinäre Team 4. Selbstreflexion, Ethik 5. Tod und Gesellschaft 6. Ausbildung der Ausbildenden in Palliative Care 7. Ausbildung für die Forschung in Palliative Care	A = 30-40 Stunden B = entsprechend den Anerkennungskriterien festzulegend C = entsprechend den Anerkennungskriterien festzulegend	Ethik und ethische Entscheidungsfindung kommt vor, Alter und Demenz werden nicht hervorgehoben Palliative Care in der Geriatrie nur für Niveau B, C

Quellenangaben finden sich in Kapitel 3

Tab. 2: Ausbildungsinhalte Palliative Care: Empfehlungen und Curricula verschiedener Basiskurse für Mediziner, Pflegepersonal und andere multiprofessionelle Teammitglieder

Ausbildungs-konzept + Publikationsjahr	Ziele	Zielgruppe Teilnehmer	Inhalte	Stundenumfang	Berücksichtigung von alten und dementen Menschen?
a) Mediziner					
Canadian Palliative Care Curriculum	Verbesserung der Versorgung von PatientInnen (mit Schmerz und Leiden in den letzten Monaten ihres Lebens) und deren Angehörigen. Teilbereiche der Lernziele: Haltung, Fertigkeiten und Haltung/Einstellung.	MedizinstudentInnen und ÄrztInnen (die teilweise gemeinsame Fortbildung von Medizinern und Pflegepersonal wird jedoch empfohlen)	3 Themenkomplexe: • Symptomkontrolle 1. Schmerz 2. Mundpflege 3. Dyspnoe 4. Schlafstörungen 5. Ûbelkeit und Erbrechen 6. Obstipation 7. Darmverschluss 8. Urogenitale Symptome 9. Anorexie 10. Dekubitus 11. Lymphödem 12. Verwirrtheit 13. Angst und Depression • Psychosoziale Fragen und Probleme 1. Kommunikation mit Patient und Angehörigen 2. Soziale Bedeutung von Krankheit 3. Kulturelle Angelegenheiten 4. Spirituelle Angelegenheiten 5. Alternative Therapien 6. Einstellung zum Tod • Fundamentale Angelegenheiten 1. Ethische Fragen und Probleme 2. Häusliche Versorgung Sterbender 3. Kosten und Qualitätssicherung	keine Angabe	keine Hervorhebung oder spezielle Erwähnung von Alter und/oder Demenz Das Curriculum soll für alle Erkrankungen mit Schmerz und Leiden in den letzten Monaten gelten
DGP Basiskurs Ärzte	Verbesserung der Versorgung Schwerkranker durch Fachkenntnisse und Sensibilisierung für die Angemessenheit therapeutischer Massnahmen	ÄrztInnen	Gegenstandskatalog: 1. Grundlagen der Palliativmedizin (5%) 2. Behandlung von Schmerzen und anderen belastenden Symptomen (Symptomkontrolle) (50%) 3. Psychosoziale Aspekte (15%) 4. Ethische und rechtliche Fragestelungen (10%) 5. Kommunikation (15%) 6. Teamarbeit und Selbstreflexion als implizite Themen (5%)	40 UE á 45 Minuten	keine Hervorhebung oder spezielle Erwähnung von Alter und/oder Demenz

Ausbildungs-konzept + Publi-kationsjahr	Ziele	Zielgruppe Teilnehmer	Inhalte	Stundenumfang	Berücksichtigung von alten und dementen Menschen?
EAPC Undergraduate Medical Education	Die MedizinstudentInnen sollen Haltung, Wissen und Fertigkeiten in Palliative Care erwerben		• Grundlagen von Palliative Care (5%) • Schmerz- und Symptommanagement (55%) • Psychosoziale und spirituelle Aspekte (20%) • Ethik und Recht (5%) • Kommunikation (10%) • Teamarbeit und Selbstreflexion (5%) Multiprofessionelles Lernen wird empfohlen	40 Stunden	Keine Hervorhebung oder spezielle Erwähnung von Alter und/oder Demenz
Mini-Kurs Palliative Care für Medizin-studentInnen	Sensibilisierung für und Einführung in Palliative Care für alte / demente Menschen	Medizin-studentInnen	• Altern i Europa • Multimorbidität • Demenz, Schmerz und Demenz • Einführung in Palliative Care • Symptomkontrolle	3 Unterrichtsstunden, inkludiert Vorlesung, Patientenbesuch und Diskussion	Palliative care für alte und demente Menschen ist Hauptfokus des Programms
DGP Gegen-stands-katalog für Studierende der Medizin	Verbesserung der Versorgung Schwerkranker durch Fachkenntnisse und Sensibilisierung für die Angemessenheit therapeutischer Massnahmen	Medizin-studentInnen	Gegenstandskatalog: 1. Grundlagen der Palliativmedizin (5%) 2. Behandlung von Schmerzen und anderen Symptomen (45%) 3. Psychosoziale Aspekte (30%) 4. Ethische und rechtliche Fragestelungen (5%) 5. Kommunikation (10%) 6. Teamarbeit und Selbstreflexion als implizite Themen (5%)	40 Unterrichtstunden	keine Hervorhebung oder spezielle Erwähnung von Alter und/oder Demenz
Ärztekurs Bergen Rotes Kreuz Pflegeheim	Einführung in Palliative Care und Behandlung von Schwerkranken und Sterbenden	ÄrztInnen in der Altenhilfe und Allgemein-medizinerInnen	• Medizinische und menschliche Herausforderungen in der Altenhilfe • „Schwierige“ Patienten und Angehörige • Schwierige Entscheidungen und Gespräche • Rolle der ÄrztInnen in der Altenhilfe • Schmerz- und Symptomlinderung • Was tun, wenn nichts hilft • Die letzten Tage und Stunden	2 Tage 15 Unterrichtstunden	Kurs mit speziellem Zuschnitt auf in der Altenhilfe tätige ÄrztInnen Schmerz- und Symptomlinderung bei alten Menschen, Kommunikation und Entscheidungsfindung sind wesentliche Inhalte

Ausbildungs-konzept + Publikationsjahr	Ziele	Zielgruppe Teilnehmer	Inhalte	Stundenumfang	Berücksichtigung von alten und dementen Menschen?
b) Pflege-personal					
Basis-Curriculum Palliative Care (Kern et al.)	Ziele: • Erweiterung der pflegerischen Kompetenz innerhalb der Palliativmedizin • Verbessserung der psycho-sozialen Kompetenz Pflegender • Verbesserung der Versorgung sterbender Menschen • Didaktik: Behandlung der Themen in 3 Teile gegliedert: Basiswissen, Einstellung und Fertigkeiten/ Können	Pflegende in Kranken- und Altenpflege (ausschliesslich, anderen Berufsgruppen sollen eigene Konzepte vorbehalten sein)	• Köperliche Aspekte der Pflege 1. Krebs in fortgeschrittenem Stadium 2. Schmerztherapie 3. Mundpflege 4. Ernährung 5. Übelkeit und Erbrechen 6. Obstipation 7. Respiratorische Symptome 8. Juckreiz und Ikterus 9. Neurologische Symptome (Verwirrtheit) 10. Lymphödem 11. Dekubitus und (ex)ulzerierende Tumore 12. Basale Stimulation • Psycho-soziale Aspekte der Pflege 1. Wahrnehmung und Kommunikation 2. Psychische Reaktionen 3. Familie und sozialer Hintergrund 4. Sexualität 5. Trauer 6. Sozialberatende Masnahmen • Spirituelle und kulturelle Aspekte der Pflege 1. Lebensbilanz 2. Krankheit, Leid und Tod in spiritueller Sicht 3. Vorstellungen über ein Leben nach dem Tod • Ethische Aspekte der Pflege 1. Euthanasie 2. Wahrheit am Krankenbett 3. Umgang mit Vestorbenen • Organisatorische Aspekte der Pflege 1. Team 2. Qualitätssicherung und Qualitätskontrolle • Allgemeine Aspekte 1. Stressmanagement und Bewältigungsstrategien 2. Hospizbewegung 3. Rechtliche Fragen	160 Unterrichtsstunden (à 45 Minuten) inerhalb von zwei Jahren mit jeweils einer Woche pro Halbjahr	keine Hervorhebung oder spezielle Erwähnung von Alter und/oder Demenz

Ausbildungskonzept + Publikationsjahr	**Ziele**	**Zielgruppe Teilnehmer**	**Inhalte**	**Stundenumfang**	**Berücksichtigung von alten und dementen Menschen?**
Einsteigerkurs Palliative Praxis von MediAcion	Einführung in das Konzept der Palliativpflege Verbesserung der Praxis der alltäglichen Begleitung von alten Menschen und ihrer Angehörigen	Pflegekräfte aus Altenheimen und Interessierte anderer Berufsgruppen	• Pflegeanamnese • Biographie • Pflege- und Therapieplan • Palliativbetreuung von Menschen mit einer dementiellen Erkrankung • Schmerzerfasung und Schmerzbehandlung • Interprofessionelle Zusammenarbeit • Kontrolle von Symptomen in fortgeschrittenen Krankheitsstadien • Erkennen, dokumentieren und mmsetzen des Patientenwillens • (Ethische) Fallbesprechungen • Sterbewünsche • Therapie, Pflege und Begleitung in der Sterbephase • Krisenintervention • "Tun und Lassen" • Abschied und Trauer	40 Stunden / 5 Kurstage als Inhouse-Schulung	Das Kurskonzept ist speziell auf Palliative Care in der Altenhilfe zugeschnitten und behandelt die Themen Alter, Demenz und Ethische Entscheidungsfindung
Basiskurs Palliative Care von MediAcion und Deutsches Rotes Kreuz	Vermittlung von Wissen, Fertigkeiten und Haltungen der Palliativpflege	Examinierte Altenpflegende, (Kinder-) Krankenpflegende "und verwandte Berufsgruppen mit möglichst mindestens drei Jahren Berufserfahrung und psychischer Belastbarkeit."	• Palliativpflege • Kommunikation • Ethische Entscheidungsfindung • Mundpflege • Exulcerierende Wunden • Schmerzerkenung und –therapie • Trauer (-begleitung) • Riten und Symbole • Einbindung Ehrenamtlicher • Besonderheiten bei Demenz • Pflege in der Finalphase • Symptomkontrolle (Obstipation, Erbrechen, Übelkeit, Atemnot,...) • Aromatherapie	160 Stunden verteilt auf 4 Blockwochen	Die Themen Alter, Demenz und Ethische Entscheidungsfindung sind in dem Kurs enthalten.

Ausbildungskonzept + Publikationsjahr	Ziele	Zielgruppe Teilnehmer	Inhalte	Stundenumfang	Berücksichtigung von alten und dementen Menschen?
c) multiprofessionell					
Crashkurs Palliative Care für Studenten	Junge Menschen für Palliativmedizin zu begeistern	Multiprofessionell	• Learning Palliative Talk: Die wichtigsten Begriffe • Basics I: Symptomkontrolle • Basics II: Kommunikation mit Sterbenden • Palliative Care des Alten Menschen Die Teilnehmer erhalten einen Reader und eine CD mit allen Inhalten des Seminars.	6 Zeitstunden	Trotz der Kürze gibt es einen eigenen Teil zu Palliative Care des alten Menschen
Palliative Praxis (Bosch Stiftung)	Aneignung von Basiskenntnissen und Haltungsförderung	Pflegende, ÄrztInnen und Interessierte anderer Berufsgruppen	• Begriffsdefinitionen • Bedeutung der Biographie • Palliative Pflege- und Therapie • Besonderheiten bei Demenz • Schmerzmanagement • Interprofessionelle und interdisziplinäre Teamarbeit • Symptomkontrolle • Patientenwille • Ethische Fallbesprechung • Umgang mit Sterbewünschen • Betreuung in der Sterbephase • Trauer, Krisenintervention	40 Stunden unterteilt auf 5 Ausbildungstage, als Block oder Staffelseminar (z.B. 2-2-1 Tage) gedacht	Speziell auf die Besonderheiten von alten und dementen Menschen in Pflegeheimen zugeschnitten
Basiskurs Palliativmedizin Schweiz (Luzerner Kantonsspital)	Sensibilisierung für die besondere innere Haltung, die der Umgang mit schwerkranken und sterbenden PatientInnen erfordert	Multiprofessionell	5 Module: 1. Einführung und Grundlagen der Palliativmedizin 2. Symptomkontrole 3. Kommunikation 4. Leben und Sterben: Kultur und Spiritualität 5. Ethik, Recht und Psychohygiene	40 Stunden unterteilt in 5 Module	Thema Demenz und Palliative Betreuung im Pflegeheim kommen in einer Unterichtseinheit vor
Teach the teachers – (Bergen, Norwegen)	Ausbildung von Multiplikatoren, die Palliative Care in der Altenhilfe implementieren sollen	Multiprofessionell	• Herausforderungen in der Altenhilfe • Altenhilfe international • Einführung in Palliative Care • Schmerz und Schmerzbehandlung • Schmerz bei Demenz • Symptommanagement • Kommunikation • Ethik • Psychosoziale Herausforderungen und Möglichkeiten • Die Angehörigen als Ressource	11 Tage zzgl. der Durchführung eines eigenen Projekts innerhalb eines Jahres	Kurskonzept ist speziell auf die Wissensvermitlung und Implementierung von Palliative Care in der Altenhilfe zugeschnitten und behandelt die Themen Alter, Demenz und Ethische Entscheidungsfindung besonders umfassend

Ausbildungs-konzept + Publi-kationsjahr	Ziele	Zielgruppe Teilneh-mer	Inhalte	Stundenumfang	Berücksichtigung von alten und dementen Men-schen?
Teach the teachers – (Bergen, Norwe-gen) Fortsetzung			• Kinder als Angehörige • Teamarbeit • Organisation von ehrenamtlicher Arbeit • Die letzten Tage und Stunden • Wenn nichts hilft • Nach dem Todesfall • Trauer und Freude • Organisation von Palliative Care • Forschung in der Altenhilfe • Wie überleben wir?		
Das Leben vollenden (Caritas Schweiz und CURAVIVA)	Vermittlung von Grund-kenntnissen in Palliativer Medizin, Pflege und Begleitung	Interprofesionell mit Schwerpunkt auf diplomiertes Pflege-personal und Sozial-pädagogen. Die Teilnehmergruppe kann je nach Baustein variieren.	7 Bausteine: 1. Palliative Medizin und Pflege 2. Religion, Spiritualität, Seelsorge 3. Menschen im Sterben begleiten 4. Unterstützung für das soziale Umfeld des/der Betroffenen 5. Für eine Kultur des Abschieds 6. Die persönliche Verfügung für Patientinnen und Patienten 7. Ethische Entscheidungsfindung in Institutionen	7 Bausteine, jeder Baustein entspricht 1 Kurstag. Die Bausteine können nach Bedarf der jeweiligen Instituti-on zusammenge-stellt werden und auch einzeln absol-viert werden.	Institutionsinterne Weiter-bildung für Alters- und Pflegeheime und Institutio-nen für Menschen mit Behinderung Kurs mit speziellem Zu-schnitt auf die Altenhilfe. Alter, Demenz und Etische Entscheidungsfindung sind enthalten.

Quellenangaben finden sich in Kapitel 3

Tab. 3: Zertifizierte Zusatzausbildungen für ÄrztInnen

Ausbildungs-konzept + Publikationsjahr	Ziele	Zielgruppe Teilnehmer	Inhalte	Stundenumfang	Berücksichtigung von alten und dementen Menschen?
Zusatzbezeichnung Palliativmedizin, Kursbuch Palliativmedizin Bundesärztekammer (BÄK) Deutschland	Weiterbildungsinhalte zur Erlangung der Zusatzbezeichnung Palliativmedizin mit dem Ziel der fachlichen Kompetenz in Palliativmedizin	ÄrztInnen mit abgeschlossener Facharzt-ausbildung	40 Unterrichtseinheiten (UE) Kursweiterbildung: • Grundlagen der Palliativmedizin (2 UE) • Symptomkontrolle (20 UE) • Psychosoziale und Spirituelle Aspekte (6 UE) • Ethische und rechtliche Fragestellungen (4 UE) • Kommunikation (6 UE) • Teamarbeit und Selbstreflexin als implizite Themen (2 UE) 120 Stunden Fallseminar unterteilt in 3 Module: Modul 1: Kommunikation, psychosoziale Aspekte, soziales Umfeld, Symptmkontrolle (40 UE) Modul 2: Ethik, Trauer, Symptomkontrole (40 UE) Modul 3: Bearbeitung komplexer Fragestellungen aus dem palliativmedizinischen Arbeitsfeld anhand vo fallbeispielen der Teilnehmenden (40 UE) Weiterbildungsinhalte: Erwerb von Kenntnissen, Erfahrungen und Fertigkeiten: 1. Kommunikation und Gesprächsführung 2. Indikationsstellung für kurative, kausale und palliative Massnahmen 3. Schmerzen-Diagnostik und Behandlung 4. Symptomkontrolle 5. Behandlung und Betreuung Schwerkranker und Sterbender, psychosoziale Aspekte 6. Multiprofessionelles Team und interdisziplinäre Zusammenarbeit 7. Palliativmedizinisch relevante Arzneitmittelherapie 8. Integration existentieller und spiritueller Bedürfnisse 9. Sterben, Tod und Trauer 10. Umgang mit Theapieeinschränkung, Vorausverfügungen und Sterbebegleitung 11. Wahrnehmung und Prophylaxe von Überlastungssyndromen 12. Indikationstellung physiotherapeutischer sowie weiterer additiver Masnahmen	Facharztanerkennung ist Voraussetzung, -40 Stunden Kurs-Weiterbildung -12 Monate Weiterbildung bei einem weiterbildungsbefugten oder anteilig erzetzbar durch 120 Stunden Fallseminar einschliesslich Supervision	keine Hervorhebung oder spezielle Erwähnung von Alter und/oder Demenz

Ausbildungs-konzept + Publikationsjahr	**Ziele**	**Zielgruppe Teilnehmer**	**Inhalte**	**Stundenumfang**	**Berücksichtigung von alten und dementen Menschen?**
Nordic Specialist Course in Palliative Medicine	Ausbildung von Spezialisten in Palliativmedizin analog Level C des Britischen Palliative Medicine Curriculum	ÄrztInnen mit abgeschlossener Facharzt-ausbildung	6 Module: 1. Einfürung in Palliativmedizin, Evidenzbasierte Palliativmedizin, Symptomkontrolle bei Krebspatienten 2. Sterbende Patienten 3. Kommunikation, Ethik, Teamwork 4. Entscheidungen treffen, Notfälle, alternative Therapien, Unterrichtsmethoden 5. Kommunikation, Schmerz 6. Management, Organisation, Symptomkontrolle bei nicht-Tumor Erkrankungen, Forschungsprojekt, Examen	6 Module, jedes dauert eine Woche Zzgl. einer schriftlichen Aufgabe zu einem abgegrenzten Forschungsvorhaben	Demenz wird mit anderen nicht-tumor Erkrankungen im Rahmen eines Kurstages zusammen mit Herz- und Lungenerkrankungen behandelt
Specialty training Palliative Medicine England	Weiterbildungsinhalte für die Ausbildung zum Facharzt für Palliativmedizin	ÄrztInnen, die sich in Palliativmedizin spezialisieren wollen	Ausbildungsinhalte für die mehrjährige Spezialisierung zum Facharzt für Palliativmedizin	Mehrjährige Facharzt-ausbildung (Dauer meist 4 Jahre je nach Vorausbildung). Beginn möglich nach Absolvierung von 2 Jahren Innrer Medizin oder 3 Jahren Algemeinmedizin.	Ethische Entscheidungsfindung und Patientautonomie werden thematisiert. keine Hervorhebung oder spezielle Erwähnung von Alter und/oder Demenz

Quellenangaben finden sich in Kapitel 3

Tab. 4 Universitäre Ausbildung und Studiengänge

Ausbildungs-angebot	Ausbildungsstätte	Zielgruppe Teilnehmer	Ziele	Inhalte	Stunden-umfang	Berücksichtigung von alten und dementen Menschen?	Anmerkung
Kontaktstudium Palliative Care	Institut für Weiterbildung an der Evangelischen Fachhochschule Freiburg e.V. in Zusammenarbeit mit dem Hospiz Stuttgart, Deutschland	Multiprofessionell, TeilnehmerInnen aus ambulanten und stationären Einrichtungen der Altenhilfe und Krankenhäusern	Vermittlung grundlegender Kenntnisse in Palliative Care und Standardisierung	• Physische Aspekte • Psychische aspekte • Psychosoziale Aspekte • Spirituelle und ethische Aspekte • Rechtliche und gesundheitspolitische Aspekte	160 Stunden zzgl. Begleitenden Eigenstudiums	wird in der Informationsbroschüre nicht erwähnt	Zusammenarbeit mit dem IFF, gilt als Voraussetzung zur Teilnahme am IFF Masterstudium Palliative Care
Internationaler IFF-Palliativlehrgang	Universität Klagenfurt, Fakultät für Interdisziplinäre Forschung und Fortbildung, IFF Wien, Österreich	Multiprofessionell, TeilnehmerInnen mit Berufserfahrung und Praxisbezug in Palliative Care	Vermittlung von Grundlagen und Kernthemen von Palliative Care und Hospizarbeit	• Grundprinzipien und Haltung • PC als Betreuungs- und Begleitungskonzept • PC und Organisationsethik • PC als integrierter Versorgungsansatz	4 Blöcke (je 1 Woche) Gesamtumfang 18 ECTS	Bedarf Alter, Dementer und Pflegebedürftiger wird thematisiert, u.a. Palliative Geriatrie	gilt als Voraussetzung zur Teilnahme am IFF Masterstudium Palliative Care
Masterstudiengang zum Master of Advanced Studies/ MAS Palliative Care	Universität Klagenfurt, Fakultät für Interdisziplinäre Forschung und Fortbildung, IFF Wien, Österreich	Multiprofessionell, TeilnehmerInnen mit Berufserfahrung in Palliative Care und abgeschlossenenem Hochschulstudium/ Studienberechtigung -Voraussetzung ist der Abschluss eines Basislehrgangs in Palliative Care von mindestens 140 Stunden	• Vermittlung / Erwerb von: Grundhaltungen, Fachkenntnissen und Fähigkeiten in PC • Sozial-, Selbst- und Reflexionskompetenz • Grundkenntnisse in wissenschaftlicher Arbeitsweise • Veränderungsprozesse in Organisationen und der Gesellschaft	3 Themenblöcke: • Konzeptionelle Aspekte von Palliative Care und Hospizarbeit • Versorgungsstrukturen und Kontexte für Palliative Care und Hospizarbeit • Querschnitthemen für Palliative Care und Hospizarbeit	• Voraussetzung Basislehrgang • 12 Kursblöcke in 4 Semestern (58 ECTS) • Praktikum (6 ECTS) • Abschlussarbeit (13,5 ECTS) • Gesamtumfang 91,5 – 95,5 ECTS inkl. Basislehrgang	• Palliative Geriatrie und Palliative Demenzbetreuung • Ethische Arrangements für eine interprofessionelle Entscheidungskultur • Implementierung von PC in die Regelversorgung • Internationale Konzepte	
Interprofessioneller Basislehrgang Palliative Care	Caritas Akademie Diözese Graz-Seckau, -mehrere verschiedene Anbieter in Österreich	Multiprofessionell - erste Stufe der Ausbildung an der Paracelsus Medizinische Privatuniversität Salzburg.	Grundstufe: • Kennenlernen des Konzepts von PC • Kennenlernen unterschiedlicher Zugänge • Veränderungsprojekt	Keine näheren Angaben in der Informationsbroschüre	4 Kursblöcke	wird in der Informationsbroschüre nicht erwähnt	Der Lehrgang ist zur Erlangung des Palliativmedizin-Diploms der Österreichischen Ärztekammer anerkannt

Ausbildungs-angebot	Ausbildungsstätte	Zielgruppe Teilnehmer	Ziele	Inhalte	Stunden-umfang	Berücksichtigung von alten und dementen Menschen?	Anmerkung
Fachspezifische Vertiefungs-lehrgänge	Paracelsus Medizinische Privatuniversität Salzburg mit St. Virgil Salzburg und Hospiz Österreich	3 getrennte Lehrgänge für: • Palliativmedizin • Palliativpflege • Psychosoziale-spirituelle Palliative Care - zweite Stufe der Ausbildung an der Paracelsus Medizinische Privatuniversität Salzburg.	Vertiefungsstufe (Fachspezifische Vertiefungslehrgänge zur Aneignung spezieller Kenntnisse in Palliative care)	• Palliativmedizin: 27 verschiedene Themen zur Palliativmedizin, u.a. Schmerz, Recht, Ethik, Kommunikation, Spezielle Bereiche • Palliativpflege 1. Was alle angeht, müssen alle angehen 2. Sich einlassen bis zuletzt 3. Palliativpflege konkret 4. Alles wirkliche Leben ist Begegnung 5. Abschluss • Psychosoziale-spirituelle Palliative Care 1. Wegbegleitung in lebensbedrohenden Situationen 2. Psychosoziale und spirituelle Dimensionen 3. Grenzen und Lösungen 4. Trauer und Hoffnung	• Palliativmedizin: 6 Kursblöcke (140 Stunden + 40 Stunden Praktikum) • Palliativpflege: 5 Kursblöcke + 40 Stunden Praktikum • Psychosoziale-spirituelle Palliative Care: 4 Kursblöcke + 40 Stunden Praktikum	wird in den Informationsbroschüren / Internet der drei Lehrgänge nicht erwähnt die Symptome Unruhe und Delir sind Gegenstand der Palliativpflegeausbildung	
Universitäts-lehrgang Palliative Care zum Master of Palliative Care und/oder Akademischen Palliativ-experten/in	Paracelsus Medizinische Privatuniversität Salzburg mit St. Virgil Salzburg und Hospiz Österreich	Multiprofessionell für ÄrztInnen, Pflegepersonal und andere MitarbeiterInnen aus dem Hospiz- und Palliativbereich - dritte Stufe der Ausbildung an der Paracelsus Medizinische Privatuniversität Salzburg.	Eine wissenschaftlich orientierte Stufe für jene, die Spezialisten in Palliative Care werden möchten.	• Palliative Care: Reflexion und wissenschaftliche Konzepte • Operatives und Strategisches Management • Ressourcen- und Selbstmanagement • Ethik und Recht in der Hospiz- und Palliativarbeit • Public Relation und Sozialmarketing • Ökonomie und Sozialpolitik • Wissenschaftliches Arbeiten • Erstellung der Projektarbeit und/oder Master Thesis		In der der Vertiefungsstufe für ÄrztInnen wird Palliative Geriatrie als Teil Spezieller palliativmedizinische Bereiche unterrichtet	

Ausbildungs-angebot	Ausbildungsstätte	Zielgruppe Teilnehmer	Ziele	Inhalte	Stunden-umfang	Berücksichtigung von alten und dementen Menschen?	Anmerkung
Masterstudiengang zum Master of Science in Palliative Care (M. Sc.)	Dresden International University (DIU), Dresden, Deutschland	Multiprofessionell für TeilnehmerInnen mit Hochschulabschluss, Teilnehmer ohne Hochschulabschluss erhalten ein Zertifikat über ihre Teilnahme	Vertiefung der Kenntnisse in PC: • Schmerztherapie und Symptomkontrolle • Kommunikation • Ethische Entscheidungs-kompetenz • juristische Aspekte • Grundlegende Fähigkeiten zum wissenschaftlichen Arbeiten • Konzepte für zeitgemässe Betreuungsstrukturen • Leiden, Sterben und Tod	6 Module: 1. Geschichte, Aufgaben und wissenschaftliche Grundlagen von PC 2. Ethik, Recht und Philosophie von Entscheidungen am Lebensende 3. Infrastrukturen und fallbezogenes Arbeiten 4. Schwerpunkt Sinn und Tradierung 5. PC als multiprofessionelle und interdisziplinäre Aufgabe 6. Besondere Patientengruppen, Kontroversen und Konflikte	558 Präsenzstunden 6 Module, welche am Semesterende mit Prüfungen abgeschlossen werden, viertes Semester für Anfertigung der Master-Thesis Präsenzzeit pro Semester 5-6 Wochenenden (Freitag-Samstag) plus Präsenzphase von 9 Tagen	Als Teilbereich des Themas besondere Patientengruppen: Dementielle, pulmonologische und kardiologische Krankheitsbilder	Für ÄrztInnen sind die Anforderungen der Weiterbildungs-ordnungen für die Bezeichnung Palliativmedizin (Basiskurs, 120 Stunden Fallseminar) im Studium enthalten
Masterstudiengang zum Master of Advanced Studies (MAS) in Palliative Care, Kommunikation und Ethik am Ende des Lebens	Institut Universitaire Kurt Bösch, Sion, Schweiz	Multiprofessionell – alle Berufsgruppen, die sich mit Palliative Care und Thanatologie befassen Voraussetzug: Interdisziplinären Basislehrgangs und eins Fachspezifischen Vertiefungslehrgangs	• Vermittlung von spezifischem Wissen, Know-how und fundierten Kenntnissen in Palliative Care • Kommunikative, psychosoziale und spirituelle Kompetenz • Organisationstruktur des Gesundheitswesens • Erwerb von Instrumentarien zur Durchführung von Forschungs- und Modellprojekten	8 Module: 1. Palliative Care und Ethik am Ende des Lebens 2. Medizinische Ethik 3. Probleme und Konflikte am Ende des Lebens 4. Spezielles Thema 5. Kommunikation 6. Rituale, Trauerarbeit 7. Politik, Finanzierung Öffentlichkeitsarbeit 8. Spezielles Thema	Mastergradsstudium mit 8 Modulen, 2 Praktikumswochen und Abschlussarbeit (Minimum 60 ECTS) Lehrgang für Akademische PalliativexpertInnen 2 Semster Masterlehrgang Palliative Care 3 Semester	wird in der Informationsbroschüre und dem Internet nicht erwähnt	Die gesamte Ausbildung erfolgt Modular in drei Stufen mit je eigenem Abschluss (gemäss den Empfehlungen des Europarates)

1 Kreditpunkt entspricht einem Arbeitsaufwand von 25-30 Stunden, entsprechend 30 Kreditpunkten für ein Semester / 60 Kreditpunkten für ein Studienjahr im Vollzeitstudium

Quellenangaben finden sich in Kapitel 3

Tab. 5 Stufenmodell des Kompetenzerwerbs in Palliative Care in Anlehnung an die Einteilung in Grade (A,B,C) nach EAPC

D	Zwei bis mehrere Jahre	Fachpersonen im Gesundheitsbereich mit universitärer Weiterbildung mit Mastergrad (MAS/MSc) oder Doktorgrad in Palliative Care, die eine verantwortliche/leitende Tätigkeit in Palliative Care Einheiten innehaben und/oder an Unterrichts-/ Forschungsarbeiten beteiligt sind
C	Ein bis mehrere Jahre	Fachpersonen im Gesundheitsbereich mit einer Spezialisierung in Palliative Care (z.B. Facharzt/Zusatzbezeichnung für ÄrztInnen; Fachpflegepersonal, etc.), die eine verantwortliche/leitende Tätigkeit in Palliative Care Einheiten innehaben und/oder an Unterrichts-/Forschungsarbeiten beteiligt sind
B	160 Stunden	Fachpersonen im Gesundheitsbereich, für die Palliative Care einen wichtigen Teil der Tätigkeit darstellt (z.B. Ressourcepersonen in Pflegeheimen, häusliche Pflege, etc.)
A2	40 Stunden	Fachpersonen im Gesundheitsbereich, für die Palliative Care nur einen Teil der Tätigkeit darstellt
A1	20 Stunden	Fachpersonen im Gesundheitsbereich, für die Palliative Care nur einen Teil der Tätigkeit darstellt
O	2-4 Stunden	Schnupperkurs für ALLE Menschen: 2-4 Stunden 0. für MitarbeiterInnen im Gesundheitswesen (Pflegepersonal, ÄrztInnen, und andere) 1. für alle Interessierte, z.B. PatientInnen, Angehörige, etc 2. Integration in die allgemeine Schulausbildung aller Menschen 3. (evtl. in Biologie als Unterricht über Leben und Sterben; "Der Tod als normaler Bestandteil des Lebens")

Palliative Care – Lehren, Lernen, Leben.

Auflistung der Themen der „Handreichung Palliative Care und Hospizarbeit für die Ausbildung zur Alten-, Gesundheits- und Krankenpflege“

www.dgpalliativmedizin.de/ag-pf_lehren.html (25.07.2008)

- Allgemeines
- Biografiearbeit
- Dekubitus
- Ehrenamtliche Hospizarbeit
- Einführung / Modelle
- Ethik der Begleitung
- Exulzerierende Tumoren
- Familie & soziales System
- Flüssigkeit & Ernährung
- Gedenken & Trost
- Grundlagen
- Lebensqualität
- Letzte Lebensphase
- Lymphödem
- Mundpflege
- Obstipation
- Pflege von Patienten mit ALS
- Respiratorische Symptome
- Rituale
- Schmerzmanagement
- Schuld und Schuldgefühle
- Situation nach dem Sterben
- Sterbehilfe
- Tod
- Trauer
- Übelkeit / Erbrechen
- Verwirrtheit

Übersicht über die Empfehlungen zur Ausbildung von MedizinstudentInnen in Palliativmedizin = Ausbildungsniveu A

(European Association for Palliative Care 1993, S. 25-30)

Palliative Medicine Syllabus for Medical Students

Association for Palliative Medicine of Great Britain and Ireland

INTRODUCTION

This syllabus provides a summary of the topics in palliative medicine which should be covered during medical student training.

It is recommended that a designated member of the medical school staff takes responsibility for implementing the syllabus and coordinating teaching to ensure a systematic approach to the subject.

Individual course organisers and tutors may wish to expand on specific items. Teaching methods are not discussed. An interactive approach is encouraged, supported by suitable written material e.g. lecture notes.

Throughout the syllabus the term 'family' refers to those closest to a patient. Often this will be the patients kin; sometimes, however, it will mean a close friend or friends.

The broad framework of physical, social, emotional, and spiritual components to each patient's symptoms can be used as a teaching model. The aims of the syllabus are to allow the student to develop:

- *An understanding of the principles of the palliative approach and its relationship to diagnosis and care*
- *The concept of clinical re-evaluation as disease progresses*
- *An understanding of the strengths of teamwork in this field and the contribution of other professions*
- *Confidence to cope with difficult questions*
- *The need for application of clinical skills and evaluation of the patient to ensure the best possible quality of life for patient and family*

SYLLABUS

PHYSICAL ASPECTS

.Disease process

The medical student should learn:

the meaning of 'terminal illness' and 'palliative medicine'

that cancer may be curable and does not always mean a terminal illness

that the principals of palliative medicine are also applicable to people with a wide variety of life- threatening illnesses the concept of clinical re-evaluation as the disease progresses

the differing patterns of advanced HIV infection

Symptom control

The medical student should learn that symptoms may be:

caused by the disease itself

caused by treatment

related to the disease or associated debility

caused by a concurrent disorder

The medical student should learn that:

the incurably ill patient may have minimal symptoms

pain is not synonymous with cancer all symptoms

require attentive treatment

Specific symptoms to be considered are:

pain
- taking a pain history, including the use of pain charts and pain scores
- diagnosis of different types of pain including the differentiation between nociceptive and neurogenic pain
- factors influencing pain (physical, psychological, social, spiritual)
- response and non-response to opioids
- monitoring response to treatment.

sore mouth
candidiasis

anorexia
nausea and vomiting
constipation
diarrhoea
dyspnoea
cough
hiccups

anxiety and fear
depression
acute confusional states (delirium)

The student should develop an understanding of:

the frustration and disability caused by weakness

ways to prevent the development of pressure sores

management of long-term indwelling urinary catheter and other devices

Pharmacology

The medical student should learn:

the classification of analgesics (as defined by the World Health Organisation) and their use

which drugs are commonly used for the control of symptoms, usual frequency of administration, typical doses and common adverse effects

the various routes for drug administration and when each is appropriate

the indications for a syringe driver

PSYCHOSOCIAL ASPECTS

Family and social background

The medical student should learn:

to assess the differing perceptions and expectations of disease and treatment among the various family members

to draw up a family tree (genogram) and understand its uses

Communication skills

The medical student should learn the skills of:

listening

assessing the patient's knowledge of the diagnosis and prognosis

giving information about diagnosis and/or deterioration sensitively to both patient and family ('breaking bad news')

imparting an appropriate amount of information to a patient at appropriate times

dealing with 'difficult questions'

eliciting and responding to the fears of patients and their family

empowering the patient to exercise autonomy

Psychological responses

The medical student should learn to understand:

responses to loss and that these manifest normally at various times and are a form of grief

the importance of hope and that this may have other goals than cure

Sexuality

The medical student should learn to understand:

the patient's perception of his/her sexuality, including body image, and the effect of disease on this the need for privacy for the patient and family to express affection

Grief

The medical student should learn to recognise:

the common pattern of responses to bereavement

ways to support a bereaved person

abnormal grief reactions which may benefit from further professional help

Awareness of personal and professional feelings

The medical student should learn to:

recognise and respond to emotional stress in self and others in the team

recognise the value of asking for help with personal feelings

identify where support is available

recognise the sources of personal opinion and belief systems and the danger of projecting these feelings onto others

cope with guilt-feelings in self and others arising from deficiencies in care

RELIGIOUS AND CULTURAL ISSUES

The medical student should learn:

the importance of seeking appropriate help in responding to the spiritual needs and questions of the patient

to recognise the importance of religious and cultural influences, including language, on all aspects of palliative care

ETHICAL ASPECTS

The student should learn how doctors can demonstrate respect for the patient ('autonomy') by:

agreeing priorities and goals with the patient and carers

discussing treatment options with the patient and jointly formulating care plans

not withholding information desired by the patient at the request of the third party

fulfilling the patient's need for information about any treatment

respecting the patient's wish to decline treatment

The medical student should learn to show respect for life and acceptance of death and that:

treatment should never have the specific induction of death as its aim

a doctor has neither right nor duty, legal or ethical, to prescribe a lingering death

The medical student should learn to:

understand the issues which surround requests for euthanasia

recognise the dangers of professionals making judgements based on factors such as pre-morbid disability or age

weigh up the benefits and burdens of treatment ('beneficence')

assess the risks versus the benefits of each clinical decision ('non-maleficence')

understand the right of the individual patient to the highest standard of care within the resources available

understand decisions involved in the allocation and use of resources

TEAMWORK

The medical student should learn to:

appreciate the skills and contributions of others, both medical and non-medical, to palliative care

understand the concept of teamwork

STATUTORY REGULATIONS

The medical student should learn about:

grants, funds and allowances available to the terminally ill

procedures for relatives following a death and how cultural influences affect this

certification of death

liaison with the coroner's office and regulations concerning statutory notification to the coroner

cremation regulations

Übersicht über die Inhalte des Konzeptes „Mit-Gefühlt“ – Curriculum zur Begleitung Demenzkranker in ihrer letzten Lebensphase der Bundesarbeitsgemeinschaft Hospiz.

Einstieg I: (2 UE)

Modul I: Medizinische Grundlagen von Demenz (2 UE)

Modul II: Die Alzheimer-Krankheit (4 UE)

Modul III: Zugänge zu Demenzkranken: Biografie- und Erinnerungsarbeit (1 UE)

Modul IV: Die Begleitung von Angehörigen von Demenzkranken (4 UE)

Modul Va: Zugänge zu Demenzkranken: integrative Validation (3 UE)

Einstieg II: (1 UE)

Modul Vb: Zugänge zu Demenzkranken: integrative Validation (3 UE)

Modul VI: Zugänge zu Demenzkranken: verbale Kommunikation (1 UE)

Modul VII: Zugänge zu Demenzkranken: nonverbale Kommunikation (3 UE)

Basale Stimulation

Musiktherapie

Modul VIII: Ernährung (2 UE)

Modul IX: Schmerzerleben dementer Menschen (1 UE)

Modul X: Praxistransfer (4 UE)

Sechs Schritte zur Implementierung von Palliative Care

(nach Kern et al., zitiert nach European Association for Palliative Care 2007):

1. Identifikation der Bedürfnisse und Probleme
2. Identifikation der spezifischen Bedürfnissse verschiedener Zielgruppen
3. Ziele und Inhalte festlegen
   a. Inhalte den folgenden 3 Gruppen zuordnen:
      i. Wissen (kognitiv)
      ii. Fertigkeiten (psychomotorisch)
      iii. Haltung (gefühlsbetont)
4. Lehrmethoden
   a. Methoden zum Wissenserwerb
      i. Problemorientiertes Lernen
      ii. Kleingruppenarbeit
      iii. Vorlesungen
      iv. Rollenspiele
   b. Methoden zum Erwerb psychomotorischer Fertigkeiten
      i. Praktische Erfahrung (unter Supervision)
      ii. Simulationen (z. b. Patientendarsteller, Rollenspiele)
      iii. Audiovisuelle Evaluation von Fertigkeiten
   c. Methoden zum Erwerb von Haltung
      i. Lernen in der Praxis mit nachfolgender Diskussion
      ii. Vorbilder
      iii. Rollenspiele
      iv. Supervision (individuell und in der Gruppe)
5. Implementierung des Kurses oder Curriculums
   a. Finden von Ressourcen, Kooperationspartnern, Lehrpersonal, etc.
6. Evaluation und Feedback
   a. Erfolg der Teilnehmer?
   b. Erfolg des Curriculums?

Weiterhin bieten wir an:

- Notfallmanagement für das Praxisteam (für Mitarbeiter in Arzt- und Zahnarztpraxen)
- Einführung in den Rettungsdienst für Medizinstudenten
- Sanitätskurse für Medizinstudenten

Wir arbeiten für Sie auch spezielle Fortbildungen zu von Ihnen vorgegebenen Themen aus!

Alle Kurse können wir auch als Indoor-Seminare (in Ihren Räumlichkeiten) durchführen.

Ein Kursthema beinhaltet in der Regel vier Unterrichtsstunden (= ein Nachmittag oder ein Abend).

Termine, Inhalte und Kursgebühren geben wir Ihnen gerne auf Anfrage per Telefon oder beiliegender »Info/Anmeldekarte« bekannt.

Auf bald

Das Ausbildungsteam von

ayudamos

ayudamos
Bollig & Settgast GbR
Nachtigallenweg 7 · 50374 Erftstadt
Telefon · Fax 02235/692073

ayudamos
Bollig & Settgast GbR

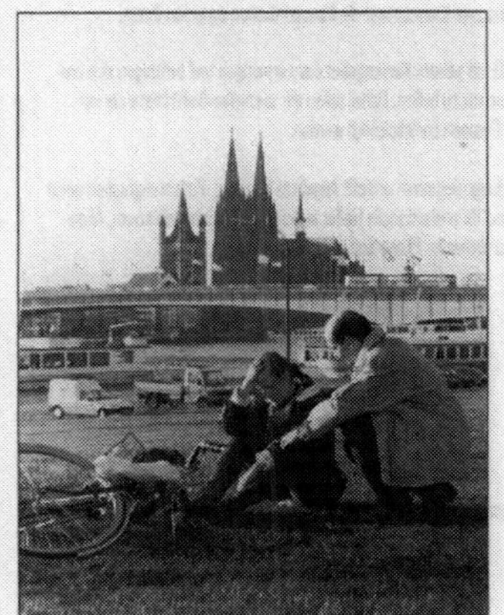

Schulung + Fortbildung in

Erste Hilfe · Notfallmedizin
Kranken- und Altenpflege
Gesundheitsbildung

Nachtigallenweg 7
50374 Erftstadt
Telefon · Fax 02235/692073

Information/Anmeldekarte

ayudamos
Bollig & Settgast GbR

Nachtigallenweg 7
50374 Erftstadt
Telefon · Fax 02235/692073

Hiermit melde ich mich verbindlich für folgenden Kurs an: ....

Bitte informieren Sie mich über Inhalte und Termine folgender Kurse: ....

Meine/Unsere Anschrift: ....

Datum/Unterschrift: ....

Wer oder was ist ayudamos?

ayudamos kommt aus dem Spanischen und bedeutet »wir helfen«.

Unser Emblem zeigt einen Menschen, der sich einem anderen Menschen zuwendet und ihn anspricht. Es steht sowohl für das Ansprechen eines Bewußtlosen durch einen Ersthelfer im Rahmen der Ersten Hilfe, als auch für die Zuwendung des Pflegenden zum Kranken und die Kommunikation zwischen ihnen.

ayudamos will mit seinem Kursangebot dazu ermutigen und befähigen sich und anderen Menschen zu helfen. Dabei sollen die speziellen Bedürfnisse der verschiedensten Gruppen berücksichtigt werden.

Unser Fortbildungsprogramm umfaßt Angebote für Laien, Patientengruppen nebst Anghörigen und für professionelle Helfer in Arztpraxen, Krankenhäusern, Altenheimen, der ambulanten Pflege und dem Rettungsdienst.

Die Gründer

Georg Bollig — Arzt · Rettungsassistent
Studium der Medizin an den Universitäten Köln, Wien und Seattle, Schwerpunkt Notfallmedizin

Michael Sertgast — Student der »Pflege und Gesundheit«
(Schwerpunkt Management), FH-Neubrandenburg
Krankenpfleger
Lehrrettungsassistent
Dozent für Organisation und Kommunikation, Pflege

Die Dozenten

Sie kommen aus unterschiedlichen Fachbereichen wie z.B. Krankenpflege, Altenpflege, Geburtshilfe, Rettungsdienst, dem ärztlichen Bereich, sowie Organisation und Wirtschaft.

Dieser Dozentenstamm ermöglicht uns, auf Ihre besonderen Aus- und Fortbildungswünsche schnell und flexibel zu reagieren. Somit können wir Ihren individuellen Problemen und Ansprüchen durch maßgeschneiderte Ausbildungskonzepte gerecht werden.

Rufen Sie uns an!

Fortbildungsangebot für Laien

- Häusliche Krankenpflege (24 UStd. à 45 Minuten)
- »Pflegen zu Hause« (4 UStd. à 45 Minuten)
Information und Diskussion
- Erste Hilfe bei Herzinfarkt und Schlaganfall (4 UStd. à 45 Minuten)
- Lebensrettende Sofortmaßnahmen für Führerscheinbewerber (8 UStd. à 45 Minuten)
- Erste Hilfe – Grundkurs (16 UStd. à 45 Minuten)
- Erste Hilfe – Training (8 UStd. à 45 Minuten)

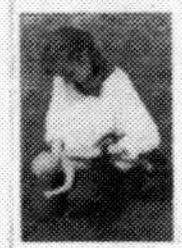

- Kindernotfälle (4 UStd. à 45 Minuten)
- Erste Hilfe mit Kindern
(Kursdauer und Inhalt je nach Alter)
Für Kinder ab 5 Jahren

Kranken- und Altenpflege

- Notfälle im Alter
- Notfälle in der ambulanten Pflege
- Notfallmanagement im Krankenhaus
- Praxistraining für Notfallsituationen
- Rückenschonende Arbeitsweise
- Lagerungsarten
- Der Decubitus
- Prophylaxen
- Der Pflegeprozeß
- Pflegestandards
- »kleine« Laborkunde
- Die Pflegeversicherung
- Basale Stimulation

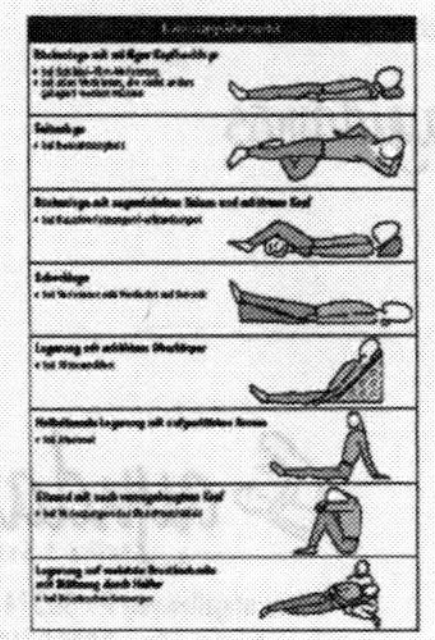

Kursdauer jeweils 4 UStd. à 45 Minuten.

Notfallmedizin/Rettungsdienst

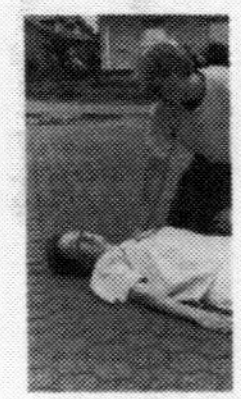

- Trauma-Management
- Lagerungstechniken im Rettungsdienst
- Aktuelle Reanimationsstandards nach AHA + ERC
- Der Basis-Check
- Praxistraining mit Fallbeispielen
- Pädiatrische Notfälle
- Internistische Notfälle
- Neurologische und psychiatrische Notfälle
- Pflegerische Maßnahmen im Rettungsdienst
- Die Intensivverlegung – Beatmung und Monitoring
- Intoxikationen
- Gynäkologische und geburtshilfliche Notfälle
- Notfälle aus der HNO und Augenheilkunde
- Einsatztaktik
- Paramedic USA, Rettungsdienst in Amerika
z.B. aus Seattle, San Diego; Boston

Kursdauer jeweils 4 UStd. à 45 Minuten.

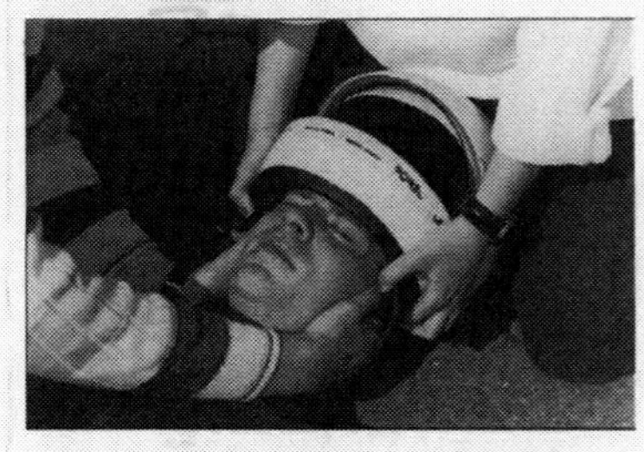

Die meisten Seminare enthalten einen Praxisteil, der auf Wunsch verlängert werden kann.

Über den Autor

Georg Bollig, Dr. med., MAS (Palliative Care), DEAA

Anästhesist, Schmerztherapeut, Palliativmediziner und Heimarzt. Studium der Medizin an den Universitäten Köln, Wien und Seattle. Diplomate der European Society of Anaesthesiology (ESA). Oberarzt am Bergen Roten Kreuz Pflegeheim (Bergen Røde Kors Sykehjem) in Bergen, Norwegen 2005-2010. Vorstandsmitglied der norwegischen Palliativgesellschaft (Norsk Palliativ Forening). Forschungsarbeit und Publikationen zu den Themen Anästhesie, Schmerztherapie, Notfallmedizin, Sportmedizin, Pflegeheimsmedizin und Palliative Care. Mastergrads-Studium in Palliative Care an der Universität Klagenfurt, IFF-Fakultät für Interdisziplinäre Forschung und Fortbildung, Abteilung Palliative Care und OrganisationsEthik Wien. Forscher und Stipendiat am Institut für chirurgische Wissenschaften der Universität Bergen, Norwegen mit Finanzierung durch die norwegische Stiftung für Gesundheit und Rehabilitation (ExtraStiftelsen Helse og Rehabilitering). Forschungsschwerpunkt ethische Herausforderungen und Entscheidungen in Pflegeheimen.

Kontakt: E-Mail: bollig.georg@gmx.de